藝療365

一筆一畫都是療癒的練習

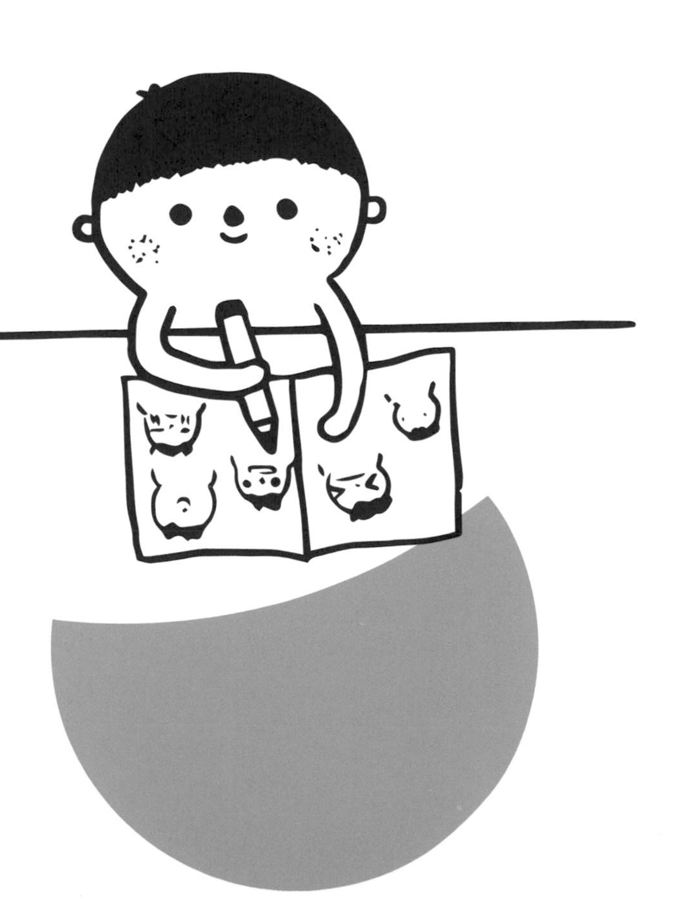

目次

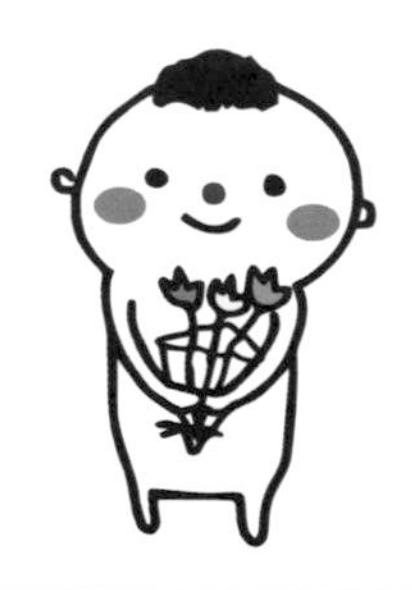

暖身篇

日常生活篇

自我探索＆人際互動篇

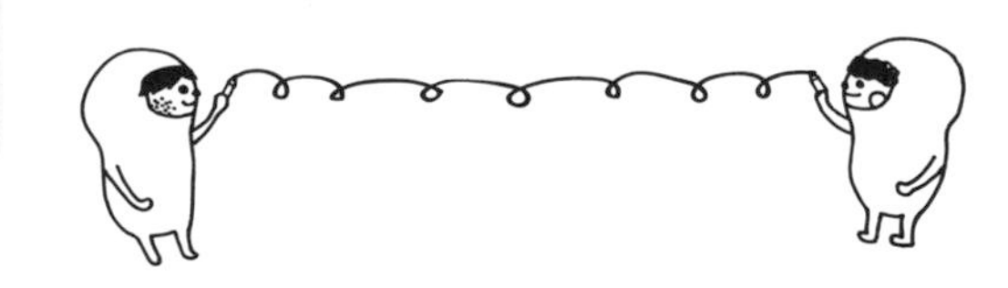

家庭篇

生命交流篇

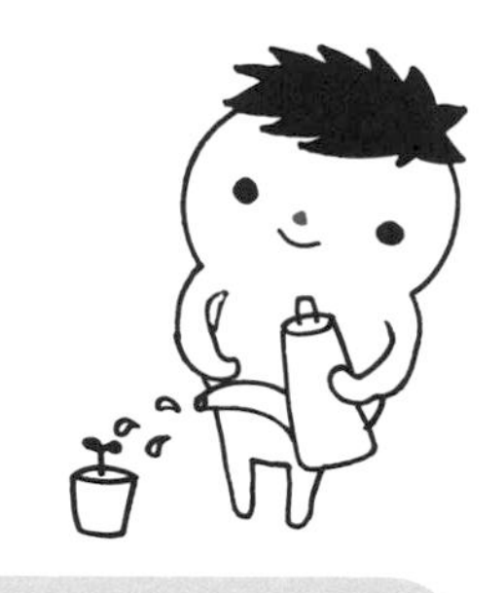

身體＆尋找樂趣篇

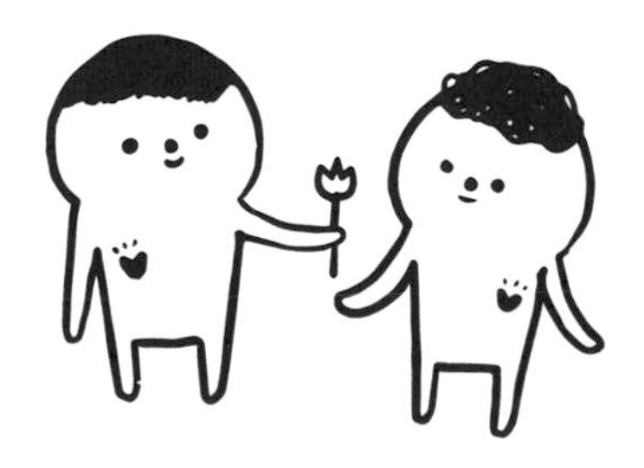

關於作者

葉冠伶（葉小寶）

諮商心理師／藝術治療師

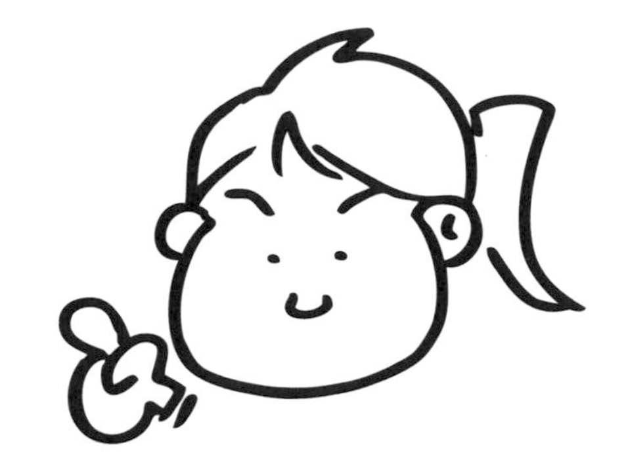

喜歡畫畫、從創作中感覺與觀察自己，整理自己的思緒、微調日常。

近年在臺中發展，投入高關懷青少年個案及團體工作，
並且提供輔導／專輔老師們的團體動力與藝術媒材的應用訓練，
如自我探索與成長、紓壓團體、支持團體建立等。

與青少年及現場教師們的合作邁向第 13 個年頭，
深深體會學校師長們的努力與心累。
擅長使用多元方法來聽見青少年的心聲，
是彼此給力的重要方法與支撐。

所以透過繪畫、故事和戲劇等方式，
一方面深化互動、一方面提供更多成長與對話的挑戰。

希望這本書能讓正在閱讀的你，真實地與自己連結。
你的每一筆都充滿意義與力量。

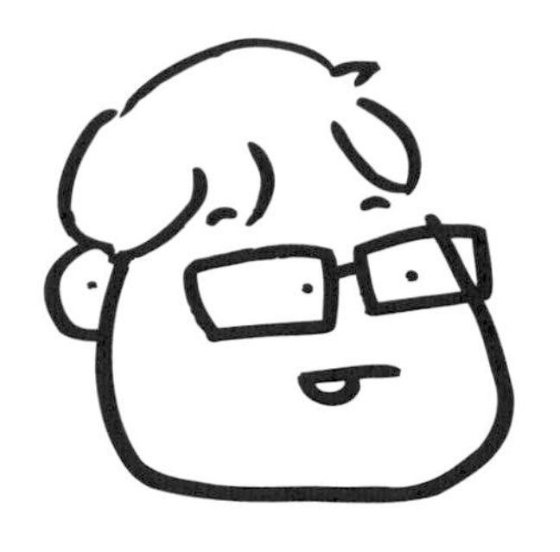

張瑞槿（Ray）

對藝療和敘事取向著迷的諮商心理師

有點害羞、有點低調。

一直以來，畫畫這件事情陪我長大。

喜歡畫畫、喜歡凝視他人投入創作時的專注神情、喜歡跟人一起玩畫畫。

常常覺得一個生命本身，有許多很好看、很有力量的樣子。

於是很享受，陪著一個人去發現好看、或是創造好看的時刻。

當一個人，能往內看見自己時，往往也是珍貴與力量的所在。

而我們何其有幸，能夠成為這個過程的陪伴者與見證者；

同時，也一路經歷著屬於我們自己的跌跌撞撞與好看。

對我來說，這本書也像是寫給你們的情書。

希望能陪著你們，在不同的地方、不同的時空裡，

和自己、和孩子、父母、伴侶、朋友、學生……，

邀請生命中重要的人們一起，玩耍、創作、靠近彼此，

也陪自己安靜下來，凝視與懂得自己的各種樣子。

序言

by 小寶

給喜歡自我成長，開始與自己在一起的你

謝謝你翻開這本書，這是一個很好的開始，在創作中你將會累積更多內在經驗，並且發現專屬於你自己的獨特之處，透過這個歷程的練習，能在生活中幫自己做出更多適合自己的選擇。

接下來，你可能會問，創作有什麼特別之處，或是為什麼歷程很重要呢？

關於創作

1. 是直覺的投入，這個投入會將你的想像、情感、感覺有很好的融合。
2. 會反映出個人內在的經驗與資源。
3. 是個理解自己的方式，有體驗、紀錄感覺的功能，在創作的當下可能會體會害怕、恐懼、焦慮、憂鬱等壓力情緒，而透過回顧以前的作品，能有轉化內在衝突的可能，為自己創造出新的意義。
4. 會讓我們去注意自己內在卡住的地方，而且能停留在此，並且透過媒材使用的感受，幫助我們較好的去度過這個時間。透過媒材創作，是一種與自己的非語言溝通，同時也是不具威脅的人際演練。

日本自律神經專科醫師小林弘幸，提到親手寫字，而非使用電腦鍵盤的過程，可以冷靜情緒使內心感到平靜，告訴我們直接接觸的好處。

創作本身是很好的跟自己的知覺保持接觸的過程。

透過創作歷程時間的延伸，也是練習耐心的好方法。願意花時間在與自己共處上，對於感覺自己與調節想法都是很重要的生活環節。

所以，創作具有平衡情緒、練習耐心、調節想法等正向的功能。

我覺得以上已經很足夠了，就是專注當下，然後享受創作。

我在創作時通常都是放空放鬆的，很隨意的下筆，看看顏色要帶我去哪邊，就好像有個很好的夥伴陪著我去做內在旅行，我不用多做什麼就憑藉著直覺走著。

美不美、好不好看、漂不漂亮，都不是重點，重要的是就是下筆開始這個跟內在自己的旅程。

開始的旅行就容易一直持續發生。

我在專業工作中的觀察：個別諮商中，案主在下筆前可能產生抗拒反應，以及開始創作了，在過程中的嘗試感、小心翼翼感，開始前或創作中很在意作品是不是會得到任何的評價判斷 — 這是來自於過去的負面經驗或是學習過程，有某個應該要怎樣的標準在制約著我們，對我們指指點點，這個可以那個不好。

這個放鬆的下筆練習，讓案主有新體驗。他們也時常向我反應感受上與單純的說話有不小的差別。他們覺得自己可以勇敢嘗試、可以突破一些框架，然後在這個過程中得到新的更加喜歡自己的感受。

當你享受當下，你就會慢慢養成習慣、變得更加自律

《原子習慣》一書中也指出，想成為怎麼樣的自己，首先要有自我認同的核心骨架，再慢慢透過具體化的行動、做事，讓其他屬於自我了解的內容知識，也就是肉的部分加進來，對於自己的樣貌就可以越來越清晰以及穩定。

而「直接練習＝成為中」，是個動態塑造自己的過程。每一次下筆都可以透過觸覺來感覺自己，每天 3-10 分鐘，小小建構出自己的行為習慣，一天一點蓋出屬於自己的內在小屋。

3 分鐘是給自己一個時間上的允許，無須給自己太多壓力，簡單的開始就很好，不用一次計畫太多，有下筆就夠好。所以說，內在的習慣是一天一點複利累積。這是為什麼歷程很重要，給自己時間、給自己允許，慢慢透過一天一點，改變自己的內在與面對生活的選擇。

最後，歡迎你每天都給自己一段時間的邀請：

1. 空出 3-15 分鐘。
2. 找一個你覺得安心的空間。
3. 使用習慣的媒材，從任何種類的筆，到變換成各式剪貼都可以。
4. 專注於每個下筆，然後相信每個小變化的價值。
5. 觀察自己的作品，深呼吸。
6. 可以的話找一個喜歡或信任的人，跟他分享。

關於《藝療 365》

《藝療 365》是怎麼產生的？

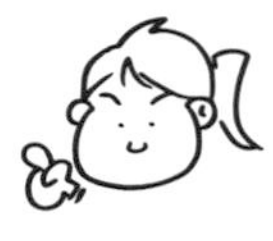

當初在我和 Ray 的討論與玩樂下出現的作品，

充滿真實、愉悅，以及殘酷的對話。

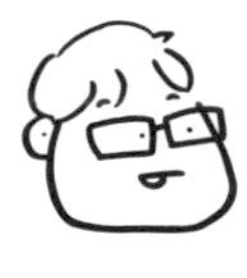

初衷是想用更輕鬆、簡單的方式，讓人可以多靠近自己一點。

有好幾年的時光，我跟小寶每個月相聚一次，在中南部、不同城市的咖啡廳裡，玩著、討論著，慢慢長出更多更多了。

《藝療 365》用在哪些地方？

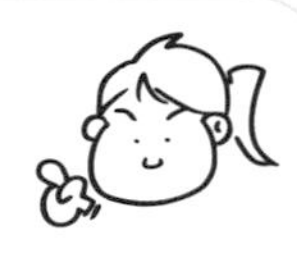

我會使用在我的個別諮商以及各式團體中，

一方面自我探索，一方面帶關係互動與討論。

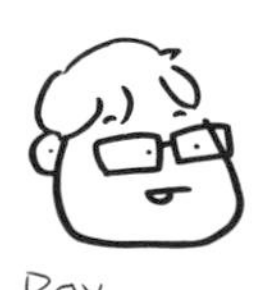

會用在個諮、工作坊及小型互動展活動中，

希望讓人感覺，畫畫與自我探索是日常就能發生的事。

《藝療 365》有哪些功能？

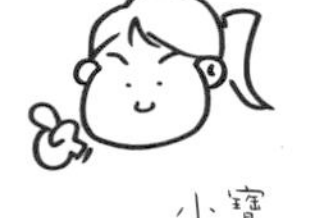

不同的角色可以有不同作用：

身為心理師，能更好的與當事人互動、

了解故事背後的脈絡與心情、提供更好的同理。

身為平凡人，以自己的隨手紀錄來發現屬於自己的規律，

以及有層次美感的日常故事與內心話。

如果你喜歡，也可以和朋友討論，成為交換日記。

如果你有需要，也可以把自己的創作，帶去跟你的心理師討論。一起創造一個好好說話、慢慢說畫的氛圍。

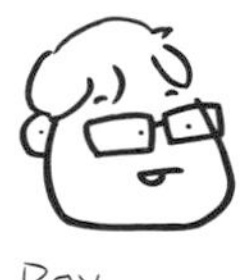

想靠近自己的時候，可以從創作中跟自己對話。

想靠近另一個人，卻又不知道從哪裡開始才好的時候，

或許可以邀請對方和自己對畫，然後聊聊。

《藝療 365》的功能， 或許是陪著我們，

在日常生活裡、在生命旅程裡、在關係的連結裡，

用專屬自己的方式，慢慢感覺，

然後創造自己喜歡的方式去玩。

要畫什麼？怎麼畫？可以延伸到什麼呢？

by 小寶

1. 選出你現在直覺想使用的筆：色鉛筆、粉蠟筆或細色筆都好，然後畫的時候可以注意一下筆接觸紙時的觸感。這本書的功能，或許是陪著我們，在日常生活裡、在生命旅程裡、在關係的連結裡，用專屬自己的方式，慢慢感覺，然後創造自己喜歡的方式去玩。

2. 我選了粉蠟筆，因為好奇等一下可能的混色會變成什麼樣子，又整體看來應該會厚厚的感受。使用粉蠟筆的觸感讓我覺得是柔軟的，而且又可以期待一些混色的意外變化。

3. 著色時的感覺如何？喜歡這個感覺嗎？你有發現自己是從本身的排行開始創作的，還是從別人開始的呢？

4. 在「家庭排行」這一篇，我會先畫我自己，很喜歡從自己開始。然後再畫我弟弟，這個順序感對我來說滿順暢的。我把自己畫很多顏色，在畫的時候我會想到很多小時後的經驗跟畫面，然後邊畫邊想。

5. 如果有些感覺，我可以讓感覺先陪著我，無論這個感覺是正向的或是負向的，我會跟感覺在一起，這就是跟自己同在。

6. 一邊畫著，過往情境更立體出現在腦中。我會想到小時候跟我弟弟的互動，一起玩、一起吵架、一起被處罰。還有慢慢長大他跟我說過很過分的話啊，以及到目前為止我們的關係變化。想著跟弟弟的互動的同時，家裡的景象也會出現，爸媽的樣子也會微微出現在畫面中。

7. 可以邊畫邊寫下關鍵字句或是問題，這些都是創作中的額外彩蛋，請幫自己留下來慢慢孵化（在紙上不同時間看，就有不同領悟喔）。我就會寫下，「當老大的好處是雖然要扛責任，但卻讓我變成很能為自己作決定的人。」我可以慢慢（痛苦的又是甜蜜的）練習著，超自虐的啦！

8. 問題是指對「人、事、時、地、物」提出疑問，不一定要馬上有答案，就是讓自己提出，然後慢慢醞釀。提出寫下的功能是先讓這個意識提升上來，然後讓時間慢慢的催化。給自己時間就是個很好的允許，讓自己的內在可以練習變大，練習耐心。

9. 在創作、塗鴉的過程中請記得注意自己的呼吸。有時候在創作中我們會不自主的屏息，或是不經意的聳肩，這都是可以透過觀察與專注來微調身體現狀的喔！

10. 無論有沒有全部完成，都好！只要在你設定的時間內，畫到哪邊就是哪邊，我們要給自己這樣的自由與彈性。創作不需要是交作業，但你很喜歡完成作品這種一步一步感是滿好的喔！

接下來把你的作品、你的提問、你的心情，找一位好友或是家人或是網友，跟他分享。請記得分享你覺得可以分享的地方就好，不需要勉強；如果有地方還需要留給自己就不用說，維持一個好的界線感。願意分享已經是很好的人際連結第一步了。

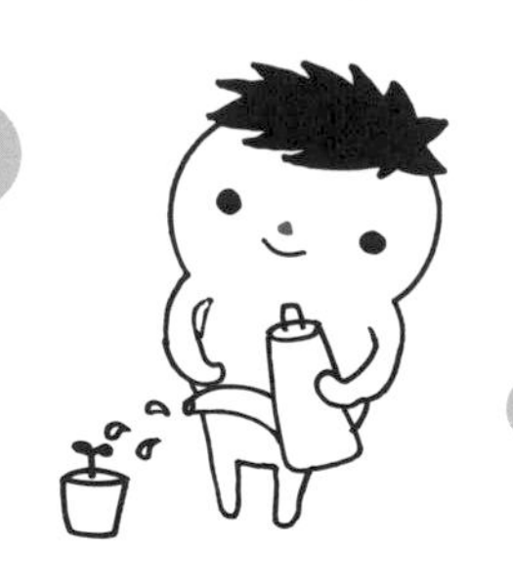

暖身篇

這一年，你想如何耕耘生命？
為自己的日子，播下哪些種子？
（試著寫在框中，
隨意的寫，不確定也寫吧！）

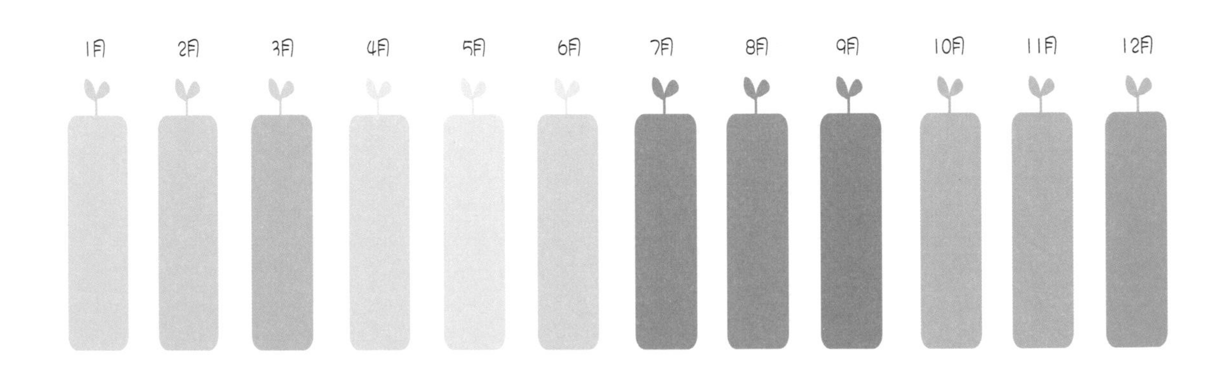

關於「暖身篇」的微導航

by Ray

嗨！歡迎打開這本書，來到暖身篇～

運動前，常常會進行暖身活動，是為了舒展筋骨、活動關節，讓身體有一些預備，好進入一種「運動（也許是較大幅度的伸展、跑跳等）」的狀態。

開啟一段內在旅程，有時候，也需要一點輕緩的暖身，讓自己可以感覺安全與舒適，好進行更深度的探索。這樣的暖身，可能是在心理上的，像是：跟自己說「嗨～」、「要開始囉，準備更懂自己一些～」

可能是環境氛圍上的，像是：點一盞燭光、沖一杯咖啡。

可能是媒材上的準備，像是：將各式色筆削好，擺放在眼前看得到的地方。

也可能是創作上的準備，像是：從輕鬆、不帶期待的創作體驗開始，慢慢進入一種跟畫筆、跟自己互動的狀態。

在這裡，我們規劃了幾個小小的「暖身站」，你可以用自己的方式，帶著好奇，陪自己走入創作中。歡迎參考各個暖身小站的遊憩方式，也歡迎自創使用指南喔！

暖身小站遊憩方式

1. 可以任選章節，也可以依照順序。
2. 可以跟隨引導文字創作，也可以自行發揮。
3. 可以在框線內，也可以跨越框架。
4. 可以有自己的速度與進度。
5. 可以同一個章節反覆做很多次，觀察不同時期自己的變化。

6. 可以單做暖身章節，也可以暖身後搭配其他主題創作。
7. 可以安靜專注地畫，也可以搭配音樂或背景聲，感覺聲音對創作的影響。
8. 歡迎嘗試、體驗與感受各種藝術媒材，看看自己的內在是否有些轉換發生。

暖身小站的各站小提示

（一）點點連連看：

小時候，有沒有玩過將點連成數字或文字的遊戲呢？在這一站，隨意連出你想要的圖形、文字。也可以先跟隨直覺隨意連線，再停下來找找看，有沒有什麼圖案藏在裡頭呢？

（二）線條遊戲：

兩點會連成一線，一條線則有無限種變化的可能。試試看，自己能創造出多少種不同的線條來。也可以感覺看看，同樣的線條，用不同的媒材、力道，會有什麼變化。閉上眼睛畫線也是一種好方法喔！

（三）日日小格：

簡單的幫自己記錄一下每一日的狀態，可以是一種圖案、形狀、顏色，也可以是天氣、自然景物、動物或植物等等。不用太複雜，著色也好、線條畫也很好；具體很好、抽象也很好。

（四）開啟潛意識：

深深呼吸，閉上眼睛，放輕鬆。因為看不見，讓自己練習放掉對於形狀或樣子的期待、放下對於對錯的標準。跟著手、跟著靈魂、跟著潛意識，打開內在的可能。

（五）各種表情：

有沒有觀察過，一天之中，你或身邊的人出現了多少種表情呢？試試看用畫筆捕捉這些表情，也感覺看看自己，最常出現哪一種？最少出現哪一種？對哪一些表情最有感覺或情感？

（六）各種著色：

這一站，也是試試不同媒材質地與感覺的好機會喔～蠟筆的粗曠、色鉛筆的細緻、水彩的擴散、粉彩的柔軟著起色來，都會帶來很不一樣的觸感。而著色的各種方式，也都可以玩玩看唷！

創作媒材分享－水彩

by Ray

開始接觸水彩的時期

從國小高年級的美勞課開始接觸，後來在國中、高中的美術課有時候也會用到。

使用到的水彩類型

透明水彩、不透明水彩、管狀水彩（文具店、美術材料行都有很多選項，價格範圍分布很廣）、粉餅水彩（價格很親民，使用時不會覺得心痛）、塊狀水彩（搭配水筆使用，攜帶上相當方便）。

對水彩的感覺

對於水彩，我似乎比較常處在一種「既期待又怕受傷害」的心情，喜歡這個媒材的流動感，以及其能創造出來的層次與風格；然而有時不太知道怎麼好好掌握相關的元素（如：水分、顏料和時間），就會比較容易覺得挫折或煩躁。

想使用水彩的時刻

心裡頭和情緒上需要多一點流動感覺的時候、有一點想玩水的時候、想要創造一種柔和細緻又有點溫暖的風格的時候、跟幼童時期的外甥玩畫畫遊戲的時候（可以玩到水，又可以自由地嘗試混色，水彩筆的大小也很多元，外甥小時候喜歡）。

用水彩時的感覺

身體經驗的：畫水彩時用到的感官經驗很多元，光是擠顏料、調色、蘸水、蘸顏料、觀看顏色變化等，就有種目不暇給的感覺了。

水彩筆的形狀、粗細，顏料的沾染和水分的控制都會帶來不同變化。我在畫完水彩後，常會有一種身體跟肩頸痠痛的感覺。可能因為我在畫水彩的過程裡，有時在比較精細的地方會不自覺地摒住呼吸，怕一不小心，一個手抖就要重新來過了。

內在經驗的：進行較大面積的暈染時，光是看著水的流動跟顏料的擴散，就覺得好療癒，好像心裡的某些狀態也多了一些彈性。

同時，水彩作品在濕的時候和乾的時候會長得不一樣，也會有期待感跟驚喜感（或是不可控制感）。

另外，因為水彩的每一筆都會留下痕跡，好像也要記得適時喊停，提醒自己「耐心等待」、「足夠就好」，不急著下筆或反覆塗改；然而有時候又要抓時間，在水乾掉之前趕緊下手。

去觀看心裡頭時鬆時緊的經驗，其實很有意思！

跟水彩有關的記憶／小故事

因為認為自己不太能掌握這個媒材，再加上要裝水、洗筆、洗水袋等工序較多，多年來，我跟水彩似乎總維持著一種「不太熟悉」的關係。

直到工作後，想去上畫畫課，因著「愈不熟悉好像愈值得去學」的念頭，竟也上了一期又一期的水彩課（大概有 6 階段、每階段 6 堂課）。

我很喜歡老師上課的教學方式，鼓勵我們盡量去觀察、感覺與嘗試，讓我們避免用鉛筆、橡皮擦打草稿，不追求正確或完美，而是讓每個人畫出「自己的作品」。

那一堂一堂的水彩課，對我來說，似乎更像是生活或人生思考的課程。原來，要自然凸顯亮處，不是用很淺的色彩，而是適當地打上陰影；

先思考、拆解圖案的結構跟過程的順序，會讓創作變得輕鬆；如果要讓時間在創作中發揮作用，就要記得等待與喊停……還有，慢慢記得去觀察在創作過程中的自己，什麼時候很全神貫注、什麼狀態下會覺得挫折、用什麼狀態跟水彩互動等等。

好像一次一次，透過媒材，更靠近自己的內在。

另外一個印象深刻的記憶，則是跟二、三歲的外甥玩水彩的時候，發現孩子在創作中的自由和享受。他不見得認識這些顏色，也還不需要知道任何技法，就是拿起筆，開心玩耍跟嘗試，讓水彩筆隨意地滑過紙面，色彩的流動就已經讓他很享受了。我很羨慕這樣的他，好像更靠近創作的本質，全然地享受與投入當下。

常用的水彩

雄獅的管狀水彩、粉餅水彩、塊狀水彩都有買來自己亂玩過，我還是會以平價、可以輕鬆玩為優先考量。

水彩的玩耍練習

如果可以的話，請選擇吸水性較好的紙（如：水彩紙）來試試看，感覺這個媒材的流動感。

1. 滴色小練習：在紙上有間隔地滴下大小不一的水滴，趁水滴還沒有乾之前，滴上一點點不同顏色的水彩顏料，然後看看顏料融進去後＆乾燥後的顏色變化。
2. 渲染小練習：在紙上先用水彩筆刷上一層水，再刷顏色，感覺顏料的流動及渲染（如果想試試看不同顏色的話，記得淺色的優先喔）。
3. 運筆小練習：動一動手腕，嘗試使用不同的力道、方向、筆法（點、輕按、重壓、甩等等）來使用水彩筆，觀察能產生多少筆觸或形狀的變化。

暖心絮語－開始後，會一直發生

by 小寶

很多時候，我會隨手畫下、寫下當時的心情。比如在咖啡店，我喜歡方形餐巾紙，使用粗的 1.0 油性原子筆接觸到軟軟紙身的順滑咕溜，讓我時常把餐巾紙塗鴉得滿滿的，甚至還拿不同張來延續想法或靈感，不知不覺就完成另類拼貼接龍的隨寫／隨畫。

往往這些發呆隨意的空檔創作／留下的痕跡，時常是我的靈感縫隙，一點一滴地促成我慢慢理解更多更深自己的感受，或對某段關係的一點領悟，或我的藝療課程的結構初想。

小小的方形紙也很容易完成，在平常心與玩樂感十足的催化下，我的口袋總是充滿著各種遊戲般的創作、跟自己對話的餐巾紙們（真不知道各家咖啡店老闆看到會怎麼想）。這個過程也會繼續賦能我 — 鬆鬆的想法就好、放空亂塗很好、想幹嘛就幹嘛的動筆很好 — 這些自然的行動，就慢慢變成我的規律。一旦成為規律，隨心所欲又更為容易，互相加乘的正向感受就持續增加。

從案主身上學到的事

剛當心理師的頭幾年，無論是在個別諮商或是團體諮商，都有重複景象：案主們因為開始創作，產生對自己的不同視角，藉由更多樣化的可能來探索自己的情緒、困難的原生家庭、難分難解的情侶關係等主題，也都能給自己更多的空間與時間！

其實改變最重要的因素就是能先給自己一個緩衝的允許：「有些事情真的是要自己覺得夠了才能停止。」在此之前，我陪伴案主們在創作中享受跟自己在一起的清澈美好、混濁痛楚，或置身大霧中進退不得。這些勇敢與冒險的歷程，都是在開始了創作之後慢慢顯現與更加清晰。

案主們教我的就是「開始吧，然後就會一直發生」，這個歷程會在作品、內心，慢慢地醞釀與發酵。很高興也很榮幸，我見證了這個過程。

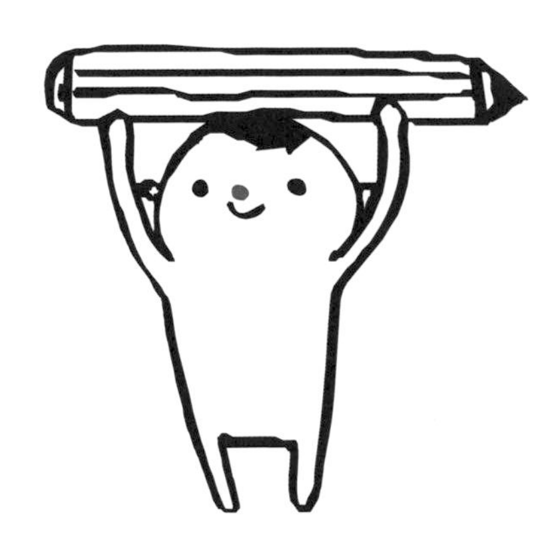

進入不同主題探索前，讓我們先從簡單直覺的**暖身**開始。

放鬆與**玩樂**的態度會很有幫助，想到什麼就下筆的**隨意**也很棒。

使用任何的筆類都可以，速度可快可慢，只要符合你現在的心情。

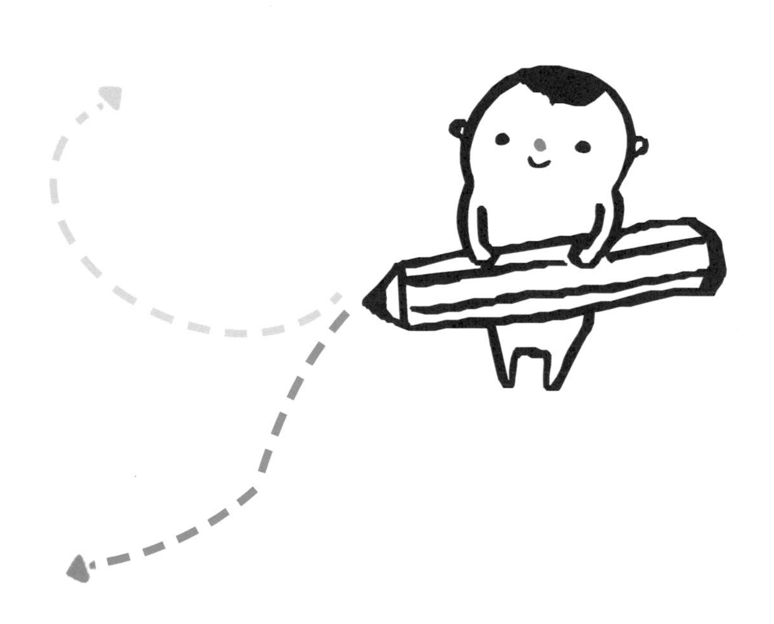

暖身篇－點點連連看

隨心所欲，連出自己想要的圖形或文字吧！

暖身篇－線條遊戲

請隨意畫出：所有你想到的線條樣式和變化。

無論你畫多少，那都很好。繼續繼續～～～

小提示：粗細、長度、弧度、筆觸……都會帶來不同的線條。

暖身篇－日日小格

如果可以，選一種顏色、形狀、圖案，記錄你的一天。

並做一整週的總結吧！

我的＿＿＿＿＿＿＿＿格

暖身篇－開啟潛意識

深深的，做幾個深呼吸。然後，輕輕的，閉上眼睛。

隨心所欲，讓筆在紙上移動。

暖身篇－各種表情

試試看，自己可以創造出多少種表情吧～

也許，跟自己常出現的心情有關。

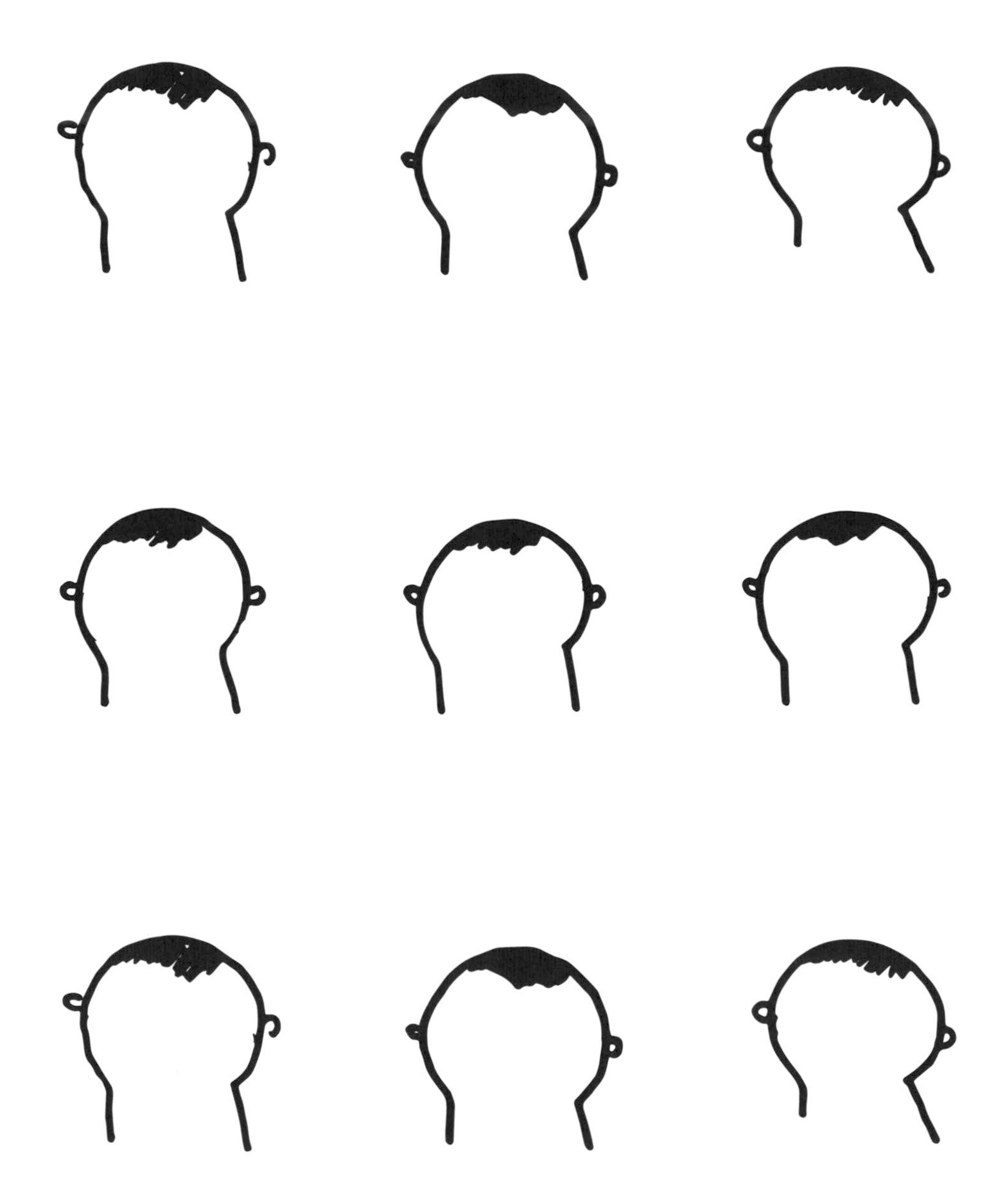

除了表情之外，若想搭配適合的髮型或裝飾，

也可以畫出來喔！

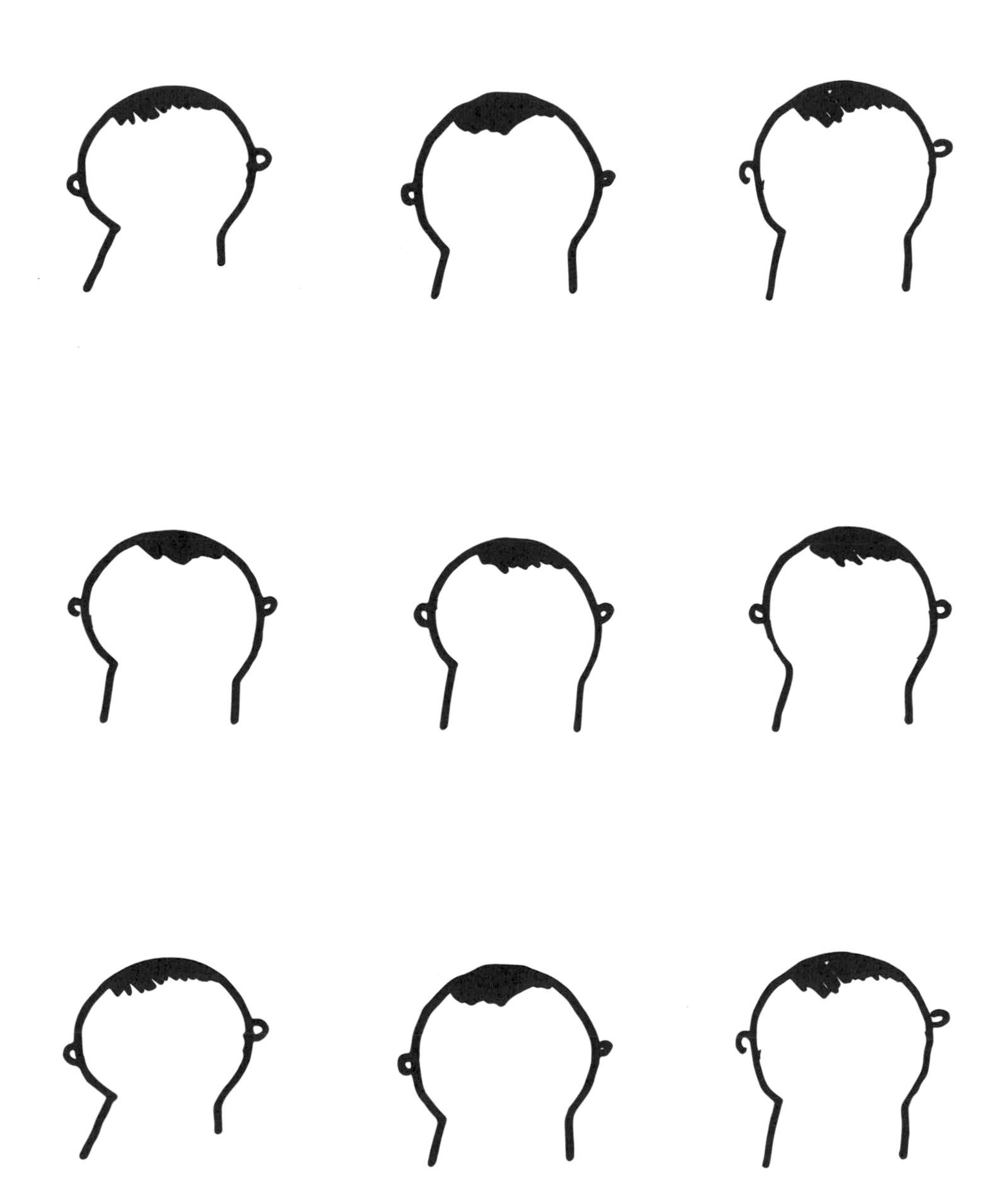

暖身篇－各種著色

試試看，用各種方式來著色吧。

顏色、線條、圖案、深淺、濃淡，都玩一玩。

塗出字、塗出某一些圖案，也很好喔。

或許可以幫自己挑戰各種主題：

一整排的漸層色、一整排的不同圖樣、各種方向的線條等等。

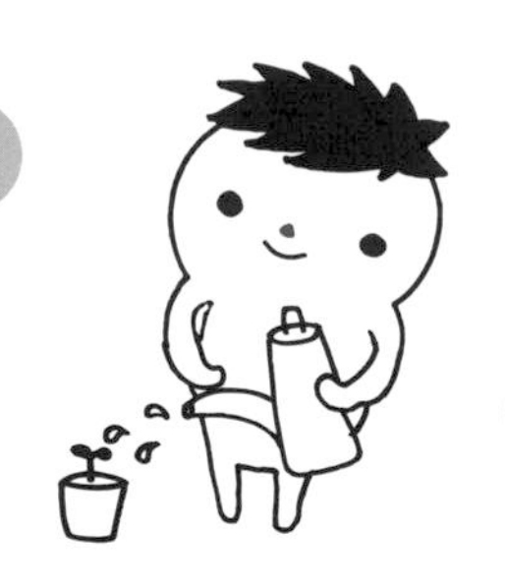

日常生活篇

每個月的前／後，
都為自己寫下一個期許的字，
或是一個總結的字吧！

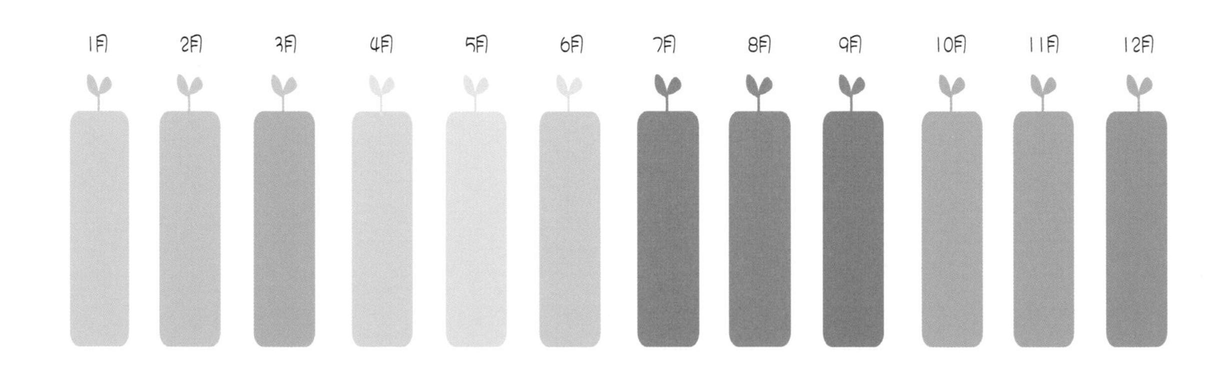

畫畫告訴我的事—如何靠創作維繫生活的平衡？

by Ray

你是否曾想過，關於「創作」這一件事情，跟我們每一日的生活到底有什麼關係呢？如果沒有拿起紙筆或藝術媒材，是不是就不能算是有創作呢？或覺得自己沒有藝術細胞、不會畫畫，創作是太遙遠的事情？

認真說起來，我是這樣相信的：「我們的每一日，其實都是一種創作的發生。」

如同漢語辭典裡對於「創作」一詞的解釋為「不事模仿，出於己意的創造」，在我們的生活中，也有著各種形式的創造，像是關於個人風格（如：衣服與包包的搭配、選書、拍照等）、日常生活（如：烹飪時的食材選擇、調製味道、考慮配色；空間佈置等）；同時，也包含了內在探索（如：我想過怎樣的一天、我喜歡自己有哪些新體驗、我想成為怎樣的人等），甚至是人際互動（如：希望在互動中多一點溫柔跟耐心、想要一起創造冒險的回憶等）……說到這裡，不知道你有沒有發現，實際上，「成為你自己」就是一場長長的創作歷程呢？

只是很多時候，可能因為每一天的生活節奏太忙太滿了，我們會不小心忘記這裡頭有好多可以停留、細細凝視與品味的地方。有時候，也忘了去聆聽在這些過程裡，自己選擇了什麼、創造了什麼。因此，在「日常生活篇」裡，精選了一些很有生活感的主題，都是我們覺得可以練習按下暫停鍵，在這裡待一下、感受一下的部分喔！這裡的幾個主題，主要分為兩個面向：凝視與感受生活中自己的狀態、嘗試在生活中創造新可能。

凝視與感受生活中自己的狀態

（一）今日電量／狀態檢測：

不知道為什麼，總在上完一天的班／課後，有一種精疲力竭（或是極度興奮）的感覺？可以試著這樣想像：你的內在也有一個能量中心，會像手機電池一樣顯示電量跟說明，並給予一些提醒或小建議。那麼，可能會看到不同時間、做著不同事情的自己，顯示出怎樣的能量狀態呢？

透過不同時期、情境的電量／狀態檢測，讓我們有機會去關注到自己的一些狀態：

1. 在哪些事情或情境下，容易很有活力／很有勁？這可能是我們有熱情跟喜歡的地方。
2. 在哪些事情或情境下，電量掉得特別快？這可能是我們有辛苦跟困難的地方。
3. 透過幾次的檢測、觀察跟拼湊線索，就有機會更看見電量變化圖，並找到幫自己充電、調整能量使用的方式。
4. 如果跟朋友、家人或伴侶一起做，就有機會去聽到，原來在哪些地方，對方可能感覺到被充電／被消耗，或許有機會彼此照顧，或相互了解多一點。

（二）檢測、保養、充電器：

內在有個智慧能量中心的你，同時，也擁有著一個或好幾個充電器。

電量，可能會隨著我們遇到不同的人、事、物時而有些起伏變化。有些時候，只要一下下就能快充回神。有些時候，光是要維持能量，就用盡力氣。也有些時候，可能一不留神，已經毫無力氣（死機）了。這些，都是在生活中好真實的狀態。

陪自己去看一看，如何經歷跟因應這些變化的吧！如果可以，也好好感覺以下這些：

1. 待在怎麼樣的地方、和誰在一起、做什麼事情的時候，會讓你容易有一種「我正在充電耶～」的感覺？
2. 有沒有什麼方式，是你快速充電的小祕訣？
3. 有沒有什麼情況，是你把電量放盡的時候？

（三）扛著什麼：

我們每個人的肩上或心上，總不免會有一些承擔或惦記。有時候可能跟他人的眼光、期待與需要有關；有時候則是跟我們自己的情緒、成長經驗和責任感有關。

試著把自己放在肩上、心上，或是生命中的人、事、情感、責任等等，從抽象的重要，變成具體的畫面。可以試著在這裡，這樣陪自己：

1. 問問自己：在我身上扛的、揹著、擔著的是什麼呢？
2. 如果有畫面，會怎麼呈現？（這些東西，像什麼？登山背包、石頭，或是其他什麼？）
3. 我用什麼方式，把這些東西放在身上？（揹、提、扛等等）
4. 這樣子的狀態，讓我覺得如何？有什麼樣的影響嗎？
5. 我怎麼學會扛／揹／擔這些東西的？為什麼願意？
6. 如果可以，我想怎麼跟這些重量相處或互動呢？

每一份重量的背後，想來，都有一份心意在裡頭。清點的時候，也記得陪自己看看，現在放在身上的重量、放置的方式，是不是自己生命中想要的唷。

（四）感受日子的各種滋味：

日子的味道，常常在心裡頭發酵。我們可能會記得苦澀後的溫潤，也會記得甜蜜後的酸楚。如果沒有停下來品嘗、辨識，常常像白開水一樣，淡淡的，就過去了。（當然，白開水也有它的味道喔！）

在這裡，邀請你用各種方式，感受、捕捉並嘗試著描述，屬於你近期生活中的各種味道，而且有各種方式可以來嘗試：

1. 跟著書上的文字，去捕捉各種酸、甜、苦、辣、回甘的生活滋味。
2. 回想最近特別有感覺的一天，問問自己：這裡頭，有哪一些滋味在呢？把想到的這些滋味畫或寫下來。

3. 當然也可以這樣問：這樣的生活片刻，像哪一道菜？為什麼？

4. 用剪貼的方式來進行，也很好喔！

5. 試著感覺 —— 哪些人、事、物，可能跟那些滋味特別有關？

（五）日常生活 —— 城市移動：

每一天，我們都可能會有各種移動在發生，從甲地到乙地、從一種心情到另一種心情、從一個角色到另一個角色等等。在這一篇，我們先聚焦在物理環境的移動及交通工具的乘載上，很多時候當人在移動的狀態中，內在其實就有些變化在發生了。可以陪自己觀看：

1. 生活中，常使用到的移動方式是什麼？

2. 用不同的方式移動，你的身體、心情或狀態會有什麼不一樣的地方嗎？

3. 移動的過程間，你通常都在做些什麼或想些什麼呢？

嘗試在生活中創造新可能

（一）生活練習 —— 修剪：

就像是照顧植物，有時候，修剪掉一些枝枒，能讓植物有更大的生長空間。在生活中，大概也不免有一些突然增生的枝枒，或是造成混亂局面的雜草。試試看，把這些你希望能慢慢減少或是去除掉的部分，一一寫下來。在現實環境中，這些事物或狀態不一定能真的不見，而我們可以練習開始辨識「這些是我希望修剪掉的」，然後試試看能不能在生活或心底，慢慢跟這些「希望修剪掉的枝枒」拉開一段距離。

寫完、畫完之後，可以陪自己觀察看看：

1. 如果想修剪的內容有一些主題，主要都跟什麼有關係？

2. 如果這些主題在生活中真的都被修剪掉了，會帶來什麼影響呢？

3. 什麼寫在最大顆的氣球上？這件事是最有影響力的嗎？

4. 平常會用什麼方式，幫自己定期「修剪生活」？

（二）生活練習 — 創造儀式感：

「儀式感」這件事情，有時候就像一點糖、一點鹽或一點辣，將整個生活的味道或靈魂給提取出來，也將我們喜歡的自己，多呼喚一些出來。常常，在這裡，會發現自己的身體、心情或是某一些狀態 — 原來有喜歡被對待或呼喚的方式！

邀請你在這裡，感覺自己：

1. 想想在日常生活中，有沒有什麼小小的生活習慣，其實是跟儀式感很有關的？（如：每天早上會對鏡子中的自己微笑、回家時輕摸陽台上的植物並跟他們說話）
2. 做這些事情的時候，身體感覺如何？心情呢？做完之後，感覺又是如何？
3. 花一點力氣想一想，如果可以，想在生活裡增加什麼小儀式？這些儀式，可能可以召喚出自己的什麼狀態？
4. 如果可以，也跟朋友交流，對方有什麼生活儀式呢？

我猜，當你願意花時間，停下來陪自己思考，以及感受這些主題的時候，大概也在心裡好好的凝視了自己現在生活裡的一些樣子與狀態，並且有機會在心裡問自己：「我喜歡嗎？這是我想要的樣子嗎？還有什麼地方我想多試試看或調整的嗎？」

於是，創作與生活的平衡，就在這裡發生了。

創作媒材大賞－色鉛筆

by Ray

開始接觸色鉛筆的時期

最開始接觸有點像「色鉛筆」質感的媒材，應該是「彩虹筆」（不知道大家有沒有看過？一隻筆有很多顏色，可以一直換顏色）。後來接觸到色鉛筆，應該是國小中年級時家裡買的，從 12 色的色鉛筆開始。

使用到的色鉛筆類型

油性色鉛筆（有一點點蠟筆質感，堆疊顏色鮮艷，較少用）、一般色鉛筆（以前常用，後來被水性色鉛筆給取代了）、水性色鉛筆（隨身攜帶的媒材，搭配水筆可以變身水彩，非常實用）、混色色鉛筆（單支蘊含多色，不同角度畫出來的顏色不同，使用起來很有驚喜感）。

對色鉛筆的感覺

因為跟小時候就會用的鉛筆感覺很像，一直是讓人覺得很有親切感的媒材。

顏色繽紛的鐵盒色鉛筆，則是小時候我很嚮往的禮物。直到現在，看到那種「108 色」、「海洋系 24 色」、「森林系 24 色」一字排開的色鉛筆們，仍然會有種怦然心動的感覺。

想使用色鉛筆的時刻

色鉛筆是我平時常帶在身邊的媒材，對我而言有點像是鉛筆或原子筆那樣自然的存在。隨手想記錄一點旅途風景、有一點想創作，但又不想畫太大張的圖的時候，色鉛筆是首選。

另外，偶爾需要多一點控制感的時候，因為色鉛筆可以擦拭修改，以及搭配水筆時是比較好控制的水彩，也會想使用它。

用色鉛筆時的感覺

身體經驗的：像拿鉛筆一樣自然，不用特別去適應。運用色鉛筆時，因為塗寫的面積小，運筆也需要比較精細，有時候身體會處在一種比較專注而緊繃的狀態，偶爾會忘記順暢地呼吸。

內在經驗的：在使用色鉛筆時，會有一種可以精心運筆，也可以輕鬆塗色的鬆緊調配感。如果搭配水筆時，又能額外享受到色彩流動暈染卻不超出預期規劃，同時，手也不容易弄髒的控制感。

整體來說，色鉛筆就是集結了控制感、安全感、放鬆中有節制、固定中有流動的媒材。

跟色鉛筆有關的記憶／小故事

開始認識「水性色鉛筆」這個媒材，好像已經是讀碩班時的事情了。還記得從碩班好友那裡收到了高級「卡達水性 24 色」的色鉛筆禮物的驚喜心情，當時根本覺得連盒子本身都在發光啊！

第一次試著搭配水筆，看著色鉛筆變身水彩（而且是很有控制感的水彩），可以先畫在紙上再暈染，也可以用水筆沾點色鉛筆染色再繪圖，好像變成很有趣的實驗遊戲 —— 「水性色鉛筆」＋「水筆」竟然可以變出無數畫圖的方式，好好玩啊！

後來，我自己也很享受把這個媒材介紹給身邊朋友的樂趣，看著大家發現：「哇！可以變成水彩耶！」露出驚奇而喜悅的表情，也讓我覺得好享受。

常用的色鉛筆

卡達的 12 色水性色鉛筆，顏色飽滿好看，變身水彩時的色澤也很迷人。搭配水筆，是很快樂又很萬用的組合。

色鉛筆的玩耍練習

用自己想要的方式接觸就很好喔！

如果想試試看這些方式也很好：

1. 色票小練習（初階）：用一個相同的圖形（方形、圓形、恐龍形狀等都行），依照擺放順序把每一隻色鉛筆的顏色都試過，畫出你的色票圖。
2. 色票小練習（拓展）：試試看不同的力道變化，從很輕到很用力，來看看你可以把一隻色鉛筆畫出多少顏色來（如：淡藍、淺藍、湛藍、海水藍、深藍等）。
3. 流動小練習：可以運用色票小練習做出來的色票圖，再搭配水筆，看看會產生什麼樣的變化。

暖心絮語—保持好奇與觸碰

by 小寶

多人創作很有趣

關於「氣球修剪篇」，我在各種青少年團體中使用非常多次，團體人數大約在 6-15 人之間。

一次一次的觀察，發現他們想修剪的東西五花八門。

氣球上面呈現了很多憂鬱、煩惱、功課、痛苦的事情、家人的事情、對金錢的態度等等。從很細的情緒表達、事件標註，到生涯規劃、想賺大錢這種大方向、大時間跨度都有。

各種生活細節的觸碰

主題不外乎自己的情緒、課業、生涯、男女朋友親密關係、對性的好奇、與父母親的關係、友伴關係。

表現的手法：有些人在氣球內寫下文字，有些人是把氣球著色代表某種意義，有些人會在畫面上增加更多的人們在他的身邊。

無論是文字或是圖畫，或是雜誌拼貼，都有許多不同的線索可以對話。

有時候是我對個人的作品內容好奇，更多時候是透過分小組，讓他們互相觀看與詢問彼此的內容與心情。

寫下的文字會有各種顏色，每種顏色都會有自己的意義或語言。保持好奇會讓許多圖像與文字都活過來跟你說話。

觀察生活細節與保持好奇

很多次我被他們寫出或畫出的東西嚇到。

一來是好多各種生活情境的細節，再來則是很真誠的內在顯露。

當他們遇到使用語言的情境時那麼安靜，不是無話可說就是幹話連篇的樣子。創作畫畫或是寫字，卻能像個引子一般，一步一步進入每個人內在多面的風景、情緒、事件。

我時常想，當青少年不知道如何面對自己，不知如何自處的時候，那種躁動很直接影響到他的人際關係，從人際技巧上就可以觀之一二。

創作這件事情卻讓他們不那麼焦慮，能比較自然或是真實的方式表現出來。

另外，面對人際關係時，有那麼多的打岔幹話不知所云，但在創作時就可以專注，甚至認真。

如果在他們創作時，輕聲問某個正在被創作的環節或是顏色，這個時候我很容易得到他們的回答。

時不時表達我的好奇，小小的瞬間接觸，時間不多，問題不很深，都能得到眾多細小但重要而有趣的生活／生命線索。

之後的邀請則更加刺激有趣：讓他們畫完之後，將一個一個氣球慢慢用剪刀「剪除」。

互動與表達陪伴

這個部分能讓他們看見，同時也可以分辨在哪些情緒狀態與人際關係中，自我與他人的期待雖然很重要，但在被畫出來的當下是過重的、無法承受的，以及不想承受的。

這是一種再認的過程。

有時候，我可以直擊孩子的不情願、不敢、不想剪去的矛盾。

這個「見到」很重要。

我可以透過詢問矛盾，而更了解眼前的青少年在掙扎的兩難。

詢問這個剪不下去是在擔心什麼？考慮什麼？

或是，剪下去之後猜想自己會有什麼感覺？

這些都會讓孩子可以感受到你想在旁邊，陪他一起思考與感覺。

今日電量／狀態檢測

有時候，關心一下自己：「今天的電量如何？」

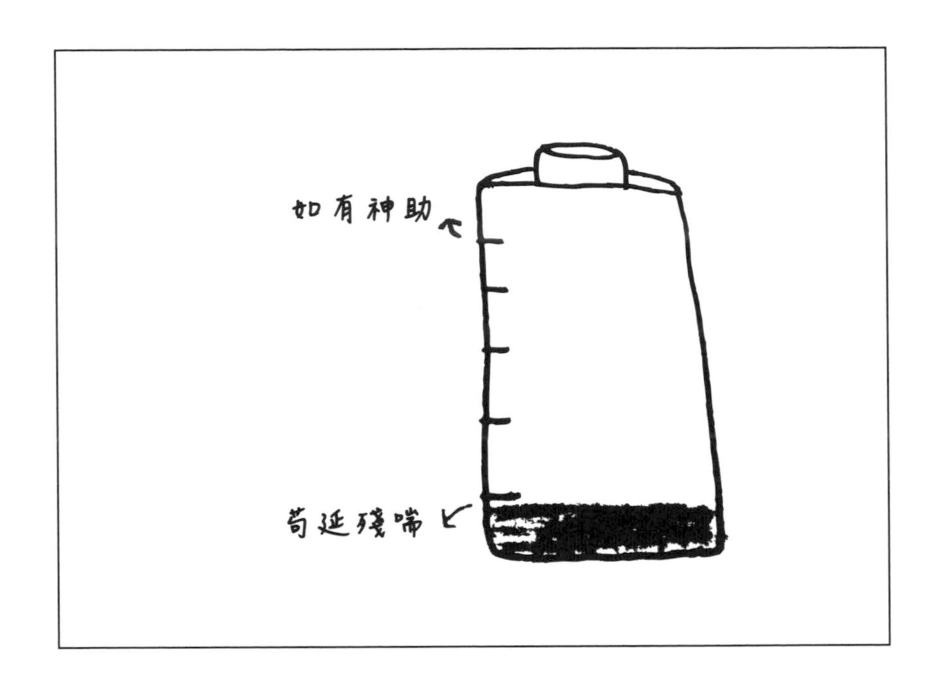

檢測人員：RAY

檢測日期：連續加班的第五天

檢測時間：還沒吃晚餐的 21:30

檢測地點：柔軟的床鋪上

檢測結果：只剩下呼吸跟滑手機的電量

小提醒：電池續航力不佳，待維修

我的電量／狀態檢測報告

今天的電量狀態如何呢？畫出自己的電量圖與指標吧。

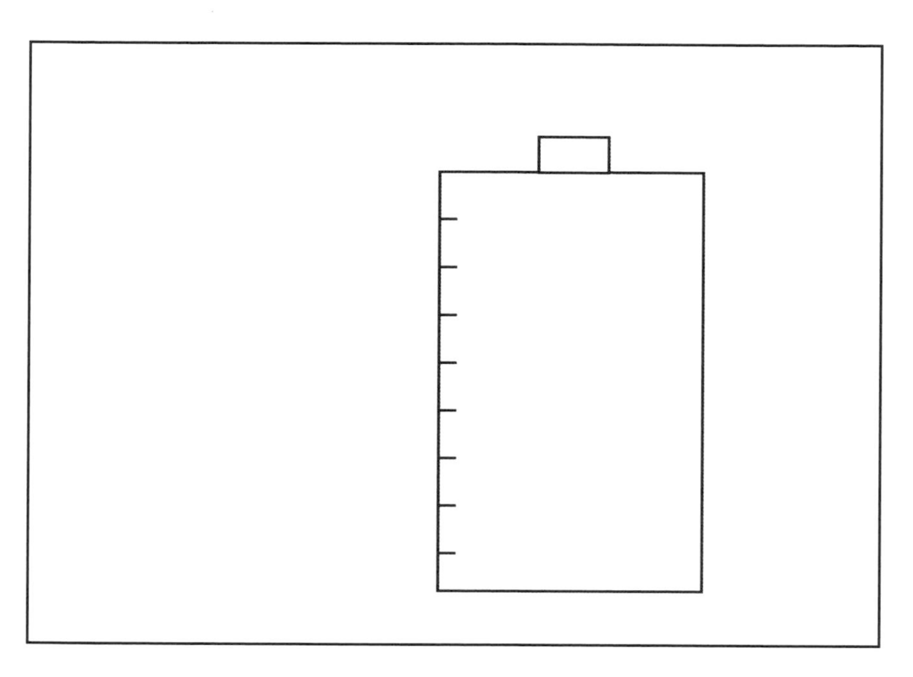

檢測人員：

檢測日期：

檢測時間：

檢測地點：

檢測結果：

小提醒：

檢測、保養、充電器

平常怎麼幫自己充電呢？充電的情況如何？

就算充hen久，
也像沒充一樣...
遇到懶惰小怪獸，
充電受阻礙

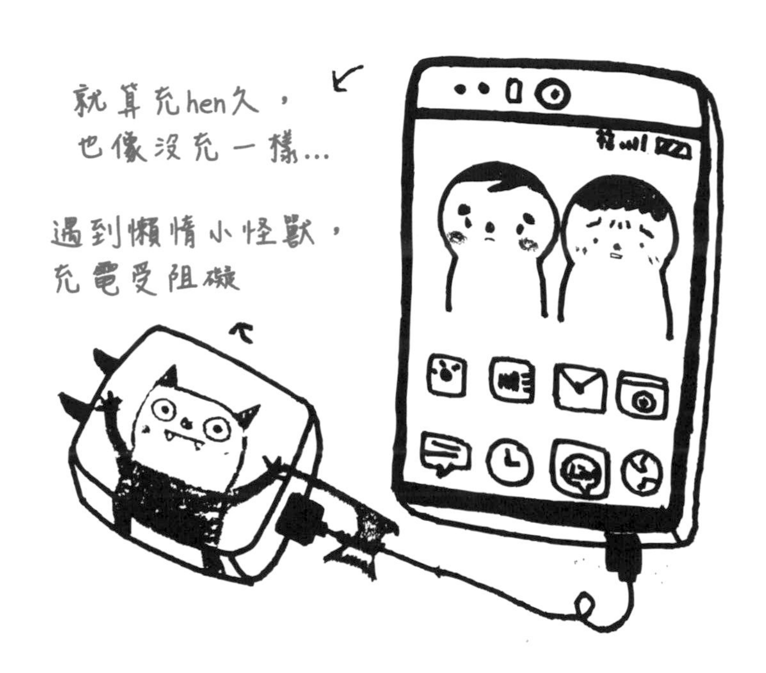

今日電量檢測小問答（基本版）

Q1：你是如何「維持」在這個電量的呢？

a. 小人靠近時，開「眼、腦兩空」模式。

b. 注意哪個 app 耗能，適時開關，謹慎使用。

c. ______________________________（自己動手，快樂無窮）

說明：

____

今日電池保養小問答（延伸版）

Q1：你是如何「維持」在這個電量的呢？

a. 放空。

b. 降溫。

c. 關掉 app。

d. 關掉 wifi。

e. ______

說明：

______

Q2：（已死機看過來）請問死機的感覺？

a. 被掏空。

b. 被碾壓。

c. 已淹沒。

d. 覺得滿。

e. ______

說明：

______

—充電飽滿站—

今日最佳行動電源，頒獎

a. 及時雨人物：

哪個朋友／同事／家人的及時小小救援、小充電 get

列出大名：______

b. 意料中／意外事件發生，小補血回升

事件條列：

______

______

扛著什麼

你背、擔或扛在身上的是什麼？

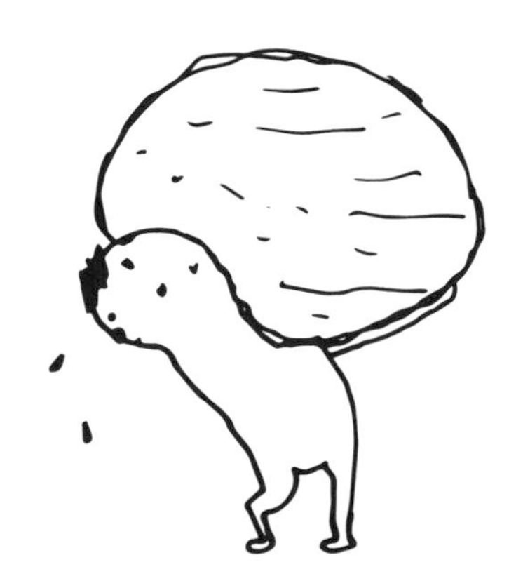

重量如何？

背、擔或扛起來的感覺如何？

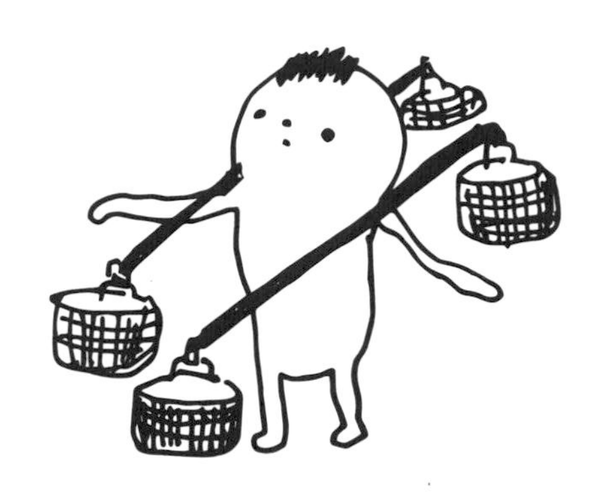

從哪裡來的？要放到哪裡去？

感受日子的各種滋味

生活中，有各種豐富的滋味。

有時酸澀、有時甜美；有時辛辣、有時甘醇。

你的日子裡，品嘗到哪些滋味呢？

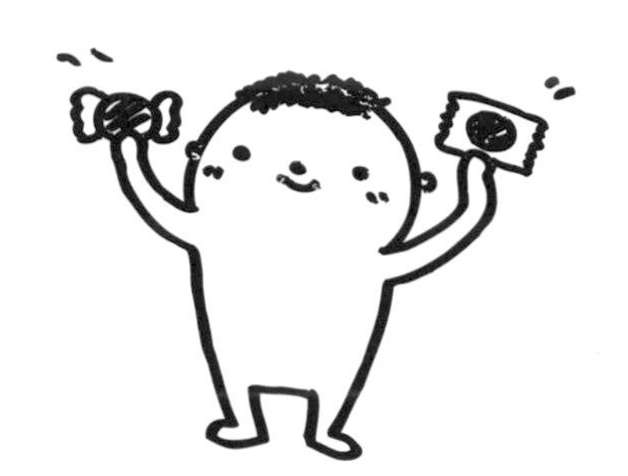

像糖果甜甜的部分：

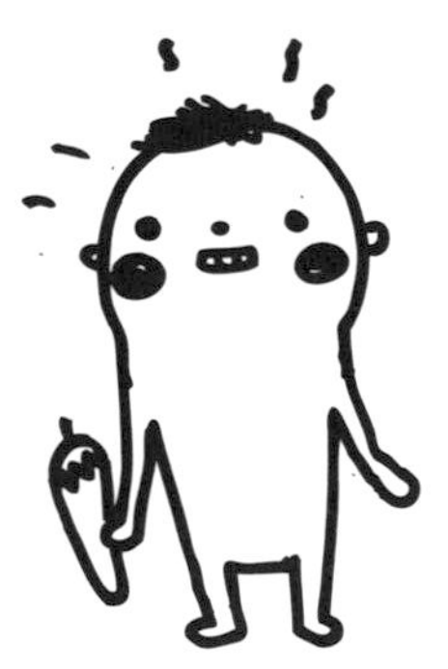

像辣椒辛辣的部分：

像檸檬酸不隆咚的部分：

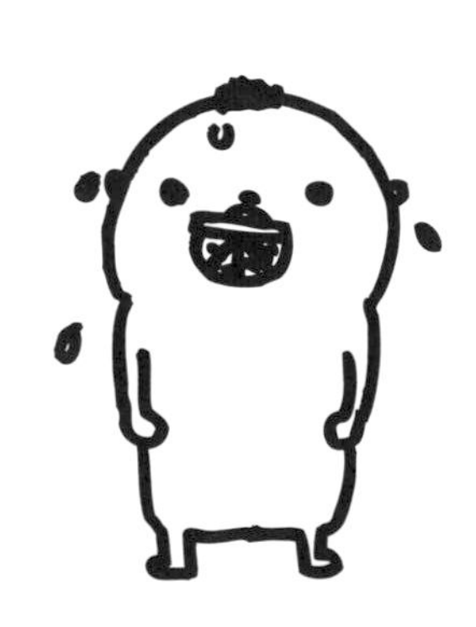

試著畫下你生活中常有的各種滋味吧~

啊唷喂，怎麼有洋蔥啊：

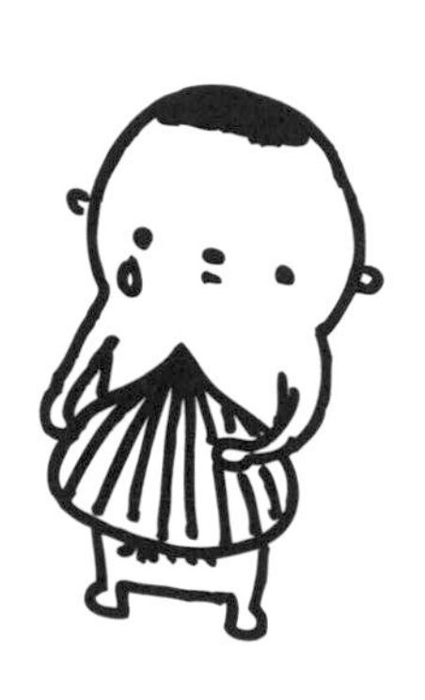

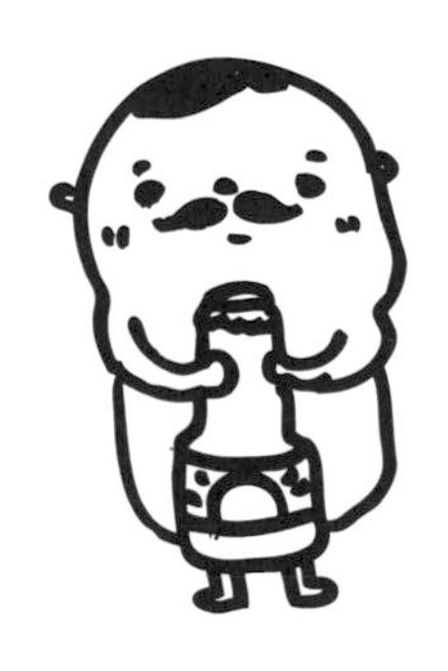

如美酒般甘醇的部分：

日常生活－城市移動

在生活中，你都如何移動？

機車、單車、公車、捷運、自小客車、船、火車……

哪些交通工具，乘載了你的往返呢？

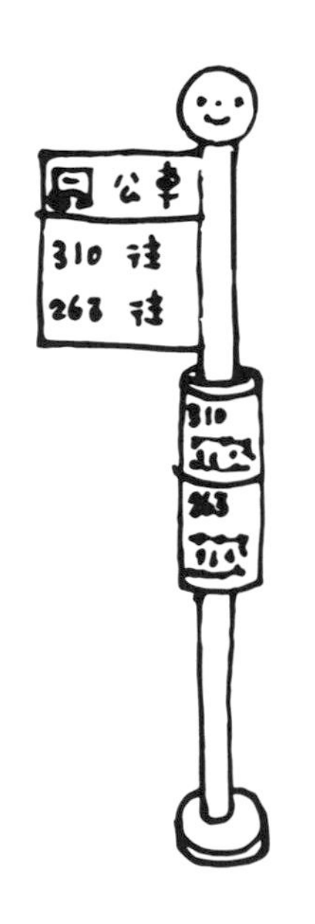

使用不同的移動方式時，

是不是有著不同的心情和風景呢？

哪一種移動方式，是日常生活裡常常發生的？

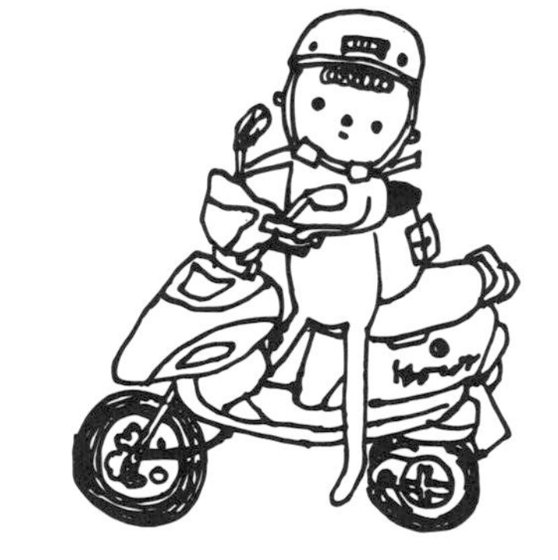

這些移動，可能跟你自己、跟別人，

還有跟所在城市的關係有關。

有沒有哪種移動方式是你特別喜歡，或很有故事的呢？

生活練習－修剪

有沒有什麼，你希望修剪掉，讓他們隨風飄去的部分呢？

像是：他人的評價、對自己的批判、無止盡的煩惱……

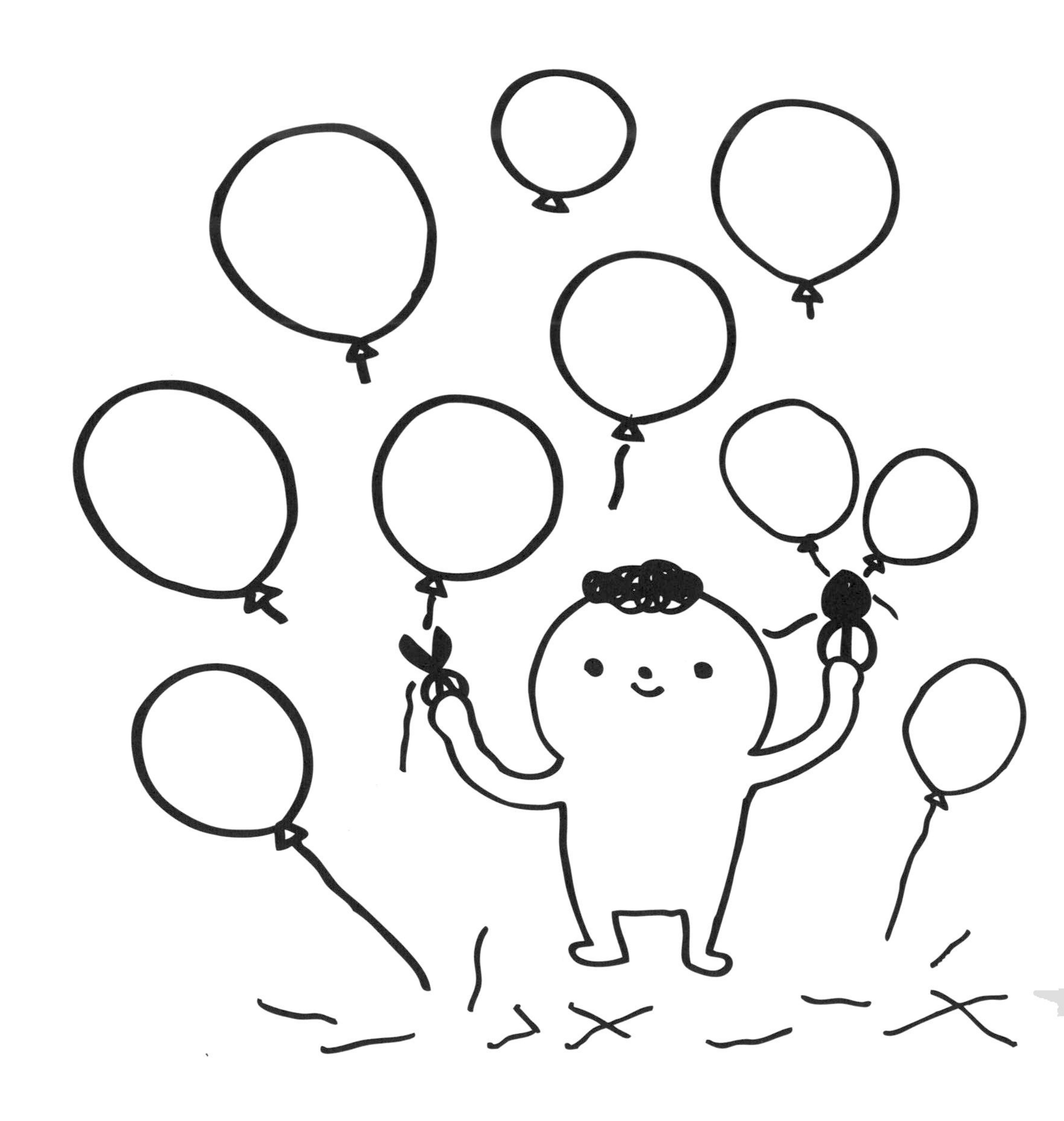

試著在腦海中，將這些部分都寫在各種顏色的氣球上，

並揮舞剪刀，將他們剪斷。

讓他們朝天空緩緩飛去，逐漸變小，消失。

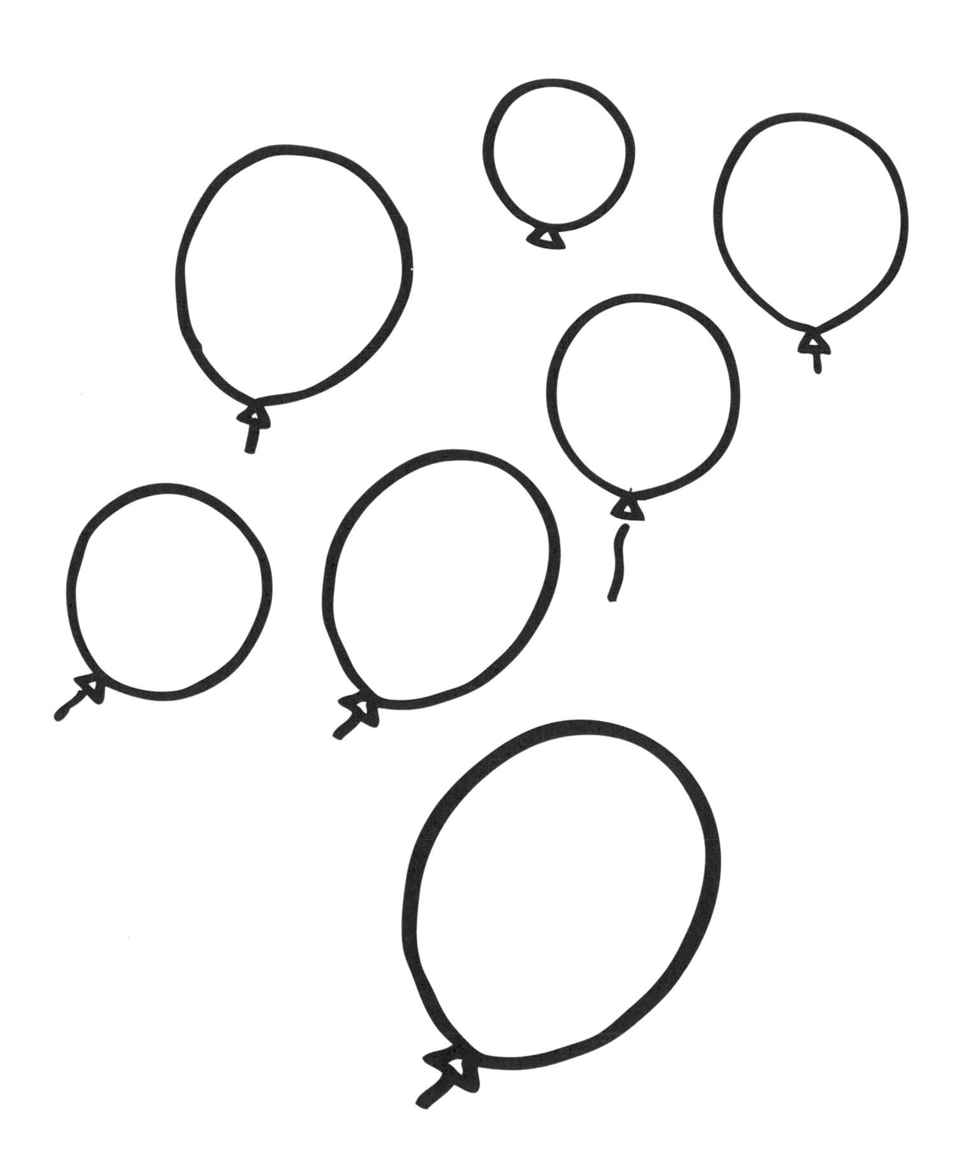

生活練習－創造儀式感

忙碌、疲憊的日常生活裡，我們有時需要一點點「儀式感」，

好用來維持或創造自己喜歡的狀態。

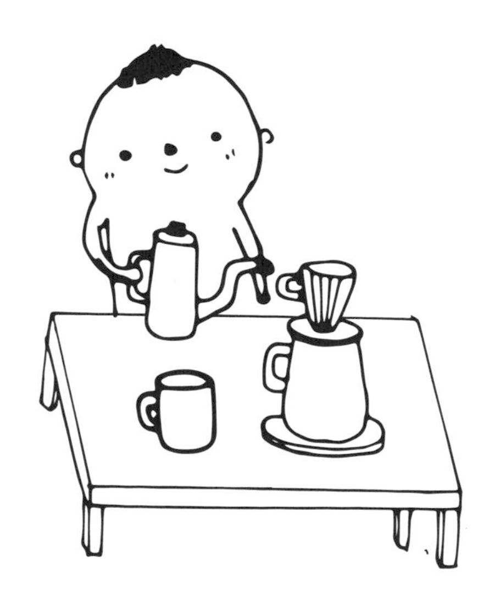

可能是為自己沖一杯咖啡，

用濃厚的香氣，喚醒沉睡的靈魂。

也可能是擺一盆綠意盎然的小植物，

在照料時，提醒自己要滋養心情。

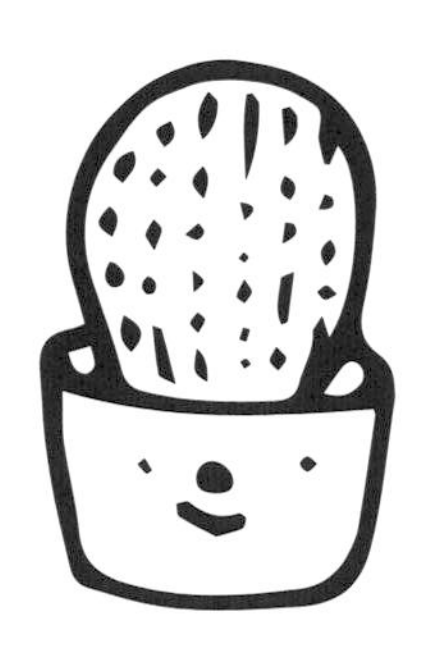

說一說屬於你的生活儀式吧～

原先有的、想創造的、很欣賞別人的……都可以聊一聊喔。

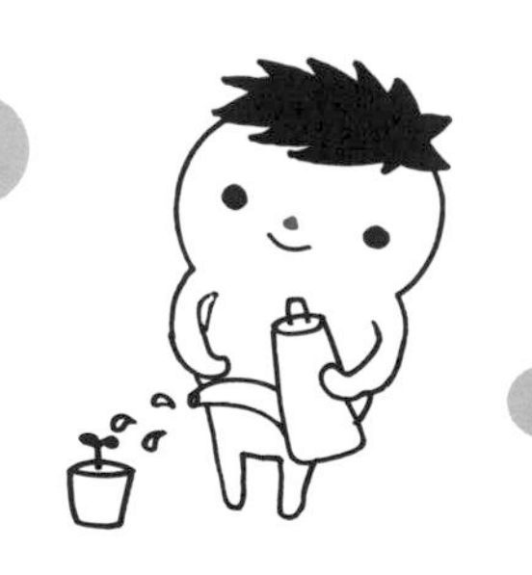

自我探索&人際互動篇

觀察並寫下自己與他人互動的關鍵字，
每月可以一字，也可以好多字！

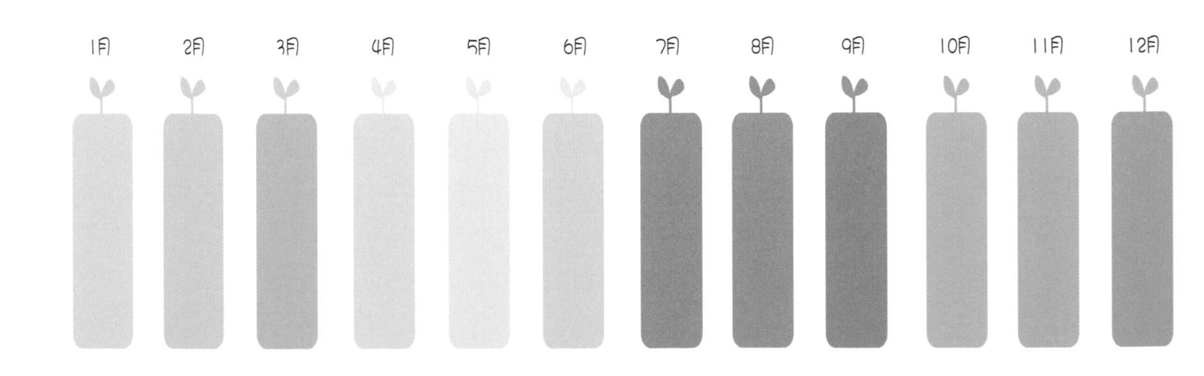

畫畫告訴我的事－慢慢，看見自己多一些

by Ray

嗨～你今天跟「自己」打招呼了嗎？

有時候會覺得很奇妙啊，在我們的一生中，花最長時間一起相處的是「自己」，但是往往最容易被忽略、放在比較後面才想到的也是「自己」；甚至有時候，好像忘記了要怎麼「做自己」。

因為每一個人，都是豐富又珍貴的存在。於是，關於「自我探索」這件事，實在有著太多可以深入了解的內容了！作為一個諮商心理師，很榮幸地能有機會陪著不同的當事人去討論跟整理他們的內在狀態；常常會感覺到，其實心理諮商，就很像是陪一個人去走一段「看見自己、理解自己、陪伴自己、開採自己內在寶藏」的旅程。

而當一個人能夠對於自身的情緒狀態、成長經驗、個性特質、內在的聲音等面向都能多一些看見時，往往也更有機會與能力去溫柔地對待自己，並在需要的時間，嘗試並支持自己的改變。

在「自我探索與人際互動」篇，我們試著想跟大家一起嘗試往幾個面向發展：多靠近與了解自己的情緒及個性特質一點、多讀懂自己與世界互動的方式一點、多感受及看進內心深處一點、多探索和支持自己在人際互動中的樣貌一點。然後，這些一點一點，都是你的多元與獨特的積累。

靠近了解多一點：情緒、個性及特質

（一）看見情緒的樣子 — 情緒模樣

你有沒有遇過這樣的情況呢：常覺得情緒總是模模糊糊地，而且說來就來；忽然一陣焦慮，或是忽然覺得很「阿雜」，讓人不知道該怎麼辦才好？有的時候，也正是因為這種「不知道情緒到底是什麼情形，好像沒有辦法解決啊」的無力感，會讓人覺得更不想靠近自己的感受。

來試試看，用輕鬆一點的方式靠近情緒吧！感覺一下這些在心裡跑

來跑去的感受（如焦慮、快樂、悲傷、忌妒……），可能會長成什麼樣子？試著用顏色、形狀、小動物或是植物來代表他們，如果可以，也幫它們寫下一點觀察紀錄。

透過創作並記錄下這些小傢伙們的樣子，可能就會有多一點的機會發現：

1. 自己比較熟悉／不太熟悉的情緒是什麼？
2. 因為更知道他們的樣子了，可以慢慢發展出自己的情緒小夥伴餵養／照顧／馴養手冊。
3. 下一次這個情緒再出現時，就可以在心裡浮現他的樣子，然後練習著對他說：「嗨～你來啦。」如果可以，也能再多問問他：「你出現，是想要幫我什麼忙呢？」多跟小夥伴聊一聊，可能會發現，他們其實都是你的好幫手。

（二）關於我這個人呀 — 排行

排行能對一個人帶來影響的這件事情很有趣唷，如果想知道更多，歡迎搜尋：阿德勒（提出「家庭星座」概念的心理學家）。

在這一個主題裡，邀請你：

1. 保持開放地去回想自己在成長過程間的各種小故事（如：都怎麼跟手足互動；家人如何傳遞作為一個哥／姊／弟／妹要做些什麼事情、要有什麼樣子；甚至也可以想想自己父母、祖父母的排行）
2. 感覺看看因著這些經驗，為你帶來的影響是什麼？
3. 喜歡哪些影響？想改變哪些部分？
4. 你的存在，為自己的手足與家庭創造了怎麼樣的故事？帶來怎樣的影響呢？

（三）三溫暖

這個主題看起來很像在說個人對泡溫泉的喜好（實際上可能也是啦）；不過其實，有一種認識自己的途徑，是從「知道自己的身體感知」開始的，當你可以清晰地知道自己對外在環境會有怎樣的身體感知（如：覺得冷／熱）和喜好，並能夠因著自己真實的感受來回應（如：大家都覺得冷，可是你其實不覺得，所以穿短袖），就越能夠在外界期待（天冷就要穿很厚）跟內在需求（短袖舒服）間取得平衡。持續發展這樣的感知能力，就更知道怎麼在不同情況下，調整及照顧自己的狀態。然後，有機會也看看對於自己「內在的心理感知（怎麼思考、感覺）」是不是也更熟悉囉！

延伸探索的部分：

1. 當感覺到自己的身體／心理感知時，你會怎麼回應自己？
2. 和外在期待不一樣的時候，你的選擇會是什麼？

（四）性質

因為每一個人都是多元而豐富的存在，有時候覺得，如果只是用幾個形容詞來描述一個人，好像會太可惜呢。在這一篇裡，我們要來練習的是百分比的概念（每個特質都有，只是哪個比較多、哪個比較少），來看看不同的個性特質描述裡，你的百分比各有多少？而這樣的特質組合，又會帶來怎麼樣的影響？陪自己整理看看：

1. 自己身上是否具備了其他沒列上來的類型與特質？
2. 目前在做的事情跟生涯選擇（科系、工作、生活方式等），跟自己的類型及特質有什麼關係？
3. 對於自己目前的百分比組合有什麼想法嗎？
4. 這個組合有在自己不同生命階段時發生過什麼變化嗎？

互動感受多一點：對待自己的方式、回應外界互動的模式

在我自己的成長經驗和諮商工作裡，常常會發現，有時候最辛苦的部分，不是面對其他人的責難，而是連自己都對自己很凶狠與嚴格（把自己罵得狗血淋頭）；同時，最常懷疑和不相信自己的，也往往是自己內在的聲音。我猜，這些嚴格的聲音，在長大的過程裡，也真的幫了我們不少忙（如：學會謹慎、認真對待人事物等）。

不知道你是否也有類似的經驗呢？透過創作的過程，來陪自己整理吧！

（一）對待自己的可能 —— 鞭打

當你對自己的表現感到不滿意時，通常會怎麼對待／回應／安頓自己呢？有時候，自責的語言很像是鞭子，在人的心上留下一些關於「是我不夠好、我不配」的傷痕。有時候，我們也會找到方式，來照顧這些傷痕，像是告訴自己「我已經很努力了」、「辛苦了」等等。每一種方式的背後，可能都有很多故事，也都有它的好處跟限制。最重要的是找到自己也喜歡的、對待自己的各種方式。

（二）符咒篇

無論是來自外在的期待、規範、他人的眼光，或是我們內在的聲音、成長經驗、對自己的要求跟期待等等，可能都曾在某些時候，變成我們的「緊箍咒」，讓我們一瞬間動彈不得。

透過創作，試著來一步一步來拆解符咒的功能、樣子、來源，然後尋找破解的可能。這樣的練習，讓我們有機會慢下來，看清楚那些有時卡住我們的聲音（或是信念、想法等）是什麼，再來看看是否要用不同的方式，來幫自己創造新的、好用的魔法咒語。

（三）自我探索 — 戰或逃

面對外在的挑戰，「戰鬥」或「逃跑」其實都是一種我們在因應困難時，幫自己做評估、想辦法的反應。只是有時候，這樣的反應已經太直覺化了，不一定有機會意識到：「喔～原來我是這樣做選擇的啊！」

同時，看起來雖然是對外在挑戰的反應，但很多時候，這些選擇其實也反映我們心裡是怎麼看待自己與對待自己的喔！

綜合以上三個小主題，邀請你嘗試這樣問自己：

1. 我常見的，對待自己／回應外界的方式是什麼？
2. 關於對待自己／回應外界方式，有沒有一些我喜歡的故事發生過？
3. 如果可以，我想陪自己練習哪一些方式？

深入覺察多一點：內心深處的黑暗面、碎裂與療癒、階段歷程整理

探索自己跟藝術創作的過程其實很像，需要願意嘗試的勇氣，也需要把自己投入其中，然後讓這些經驗慢慢長出自己的意義來。在經歷上述的創作探索後，有沒有感覺到心裡頭似乎還有著好多面向的自己，很期待可以被看見、發現、和靠近呢？

接下來，要試試看比較跨時間、主題地來整理經驗與感受囉！

（一）自我覺察 — 黑暗面

要進行這個部分，有些挑戰。

開始之前，可能需要幫自己找到獨處的空間，深呼吸好幾次，讓自己慢慢進到一個安靜的狀態，然後問自己：「現在可以陪自己推開心裡的門，看一看那些屬於黑暗面的部分嗎？」如果可以，慢慢的，很好；一次看到

一點點，就很好。

當自己的各種面向能夠更完整地被看見與接納，關於黑暗面的故事能夠被聆聽和理解，這個過程就像是讓光可以慢慢照進黑暗的縫隙裡。有難度，也有很值得的地方。最重要的，在這過程裡，你記得溫柔地跟自己在一起：

1. 記得，用自己舒服的步調來進行創作與探索就好，只有你最知道，可以打開到什麼程度。
2. 可以對自己說：「是的，這些也是我的一部分。而我知道，我不是只有這樣。我還有________。」
3. 問問自己：「這些黑暗面，如果有它存在的意義、有它想讓我學習到的事情，那會是什麼呢？」

（二）自我探索 — 碎裂

現階段的自己，可能會是慢慢演化與累積後所長成的樣子，這個過程裡，或許也經驗了碎裂和重新拼湊、組裝的過程（或者根本回不去了）。關注這個部分，讓我們有意識地去看見，原來自己曾面對過哪些重要的經驗、感受、想法或信念受到挑戰與考驗？覺得碎裂了的原因是什麼？又是怎麼陪自己去經驗這個過程（可能有各種方法，如：建構新的價值觀、陪自己療癒、忽視等等）？透過這些，再一次去思考跟感受：

1. 哪些價值對自己來說，是很重要、不可以被動搖的？
2. 在這個過程裡，學會了什麼珍貴的體會？長出了哪一些能力？
3. 未來，如果面對類似的挑戰時，想怎麼陪伴自己呢？

（三）自我探索 — 畢業典禮

如果把畢業典禮視為是「人生階段轉換的儀式」，那好像就有無數個時刻，都是可以幫自己辦一場畢業典禮的！在探索自己的過程中，如果單點式地去探索情緒、想法、個性特質，能讓人更認識自己，則階段性的整理，就能讓人將點和點連起來，畫出視角更廣、更清晰的生命軸線。

畢業典禮的想像，也會讓我們可以跨越階段和階段間，看見過去，凝視現在，同時見證著在過程中努力的自己。

在這裡，鼓勵你可以試試看：

1. 用一般常見的階段分法來思考，如：學業、工作、成家的轉換等等。
2. 只有自己才知道的內在歷程轉換，如：成為更懂自己的人、能為自己發聲的人等等。
3. 發展畢業典禮的客製化版本：畢業典禮的主題曲會是什麼？想用哪些畫面來剪輯紀念影片？想頒什麼獎項、送什麼禮物給自己？（可以再想到更多更多……）

探索支持多一點：看見人際互動中的他人與自我

許多時候，在關係裡，我們會遇見自己不同的樣子和思考，也在練習拿捏互動的方式和狀態、調整自己的需求與期待。

如果能帶著一雙覺察的眼睛來凝視，將有機會讓我們在關係裡，意識到自己的狀態和選擇，創造想要的關係。

（一）如果有一天，我遇到一個外星人

我們每一個人，可能都是很不一樣的存在。而當遇到跟自己好不一樣的人時，練習慢下來想看看，可能也是一種安頓和理解自己與對方的方式。

（二）我的告示牌

就像是交通告示牌一樣，在人際互動中，我們可能也著有好多外顯的，或是隱藏版的告示牌，能幫忙我們，找到一個比較舒服的互動方式。

（三）心裡的一道牆

人際互動裡有牆，可能會帶來一種界線感，讓彼此知曉需要的距離和尊重；也可能會帶來一種阻隔感，讓彼此很難真的靠近與理解。當然，也還有各種可能和故事，值得你慢慢去發掘。

（四）關於照顧

在關係裡感覺「自己被照顧到了」，常常是個很珍貴的經驗；裡頭蘊含了自己渴望、期待被對待的方式、在互動裡會出現的樣子，也說著你對自己的理解。同時，有機會去感覺自己在關係中知覺到照顧和被照顧的比例，是不是平衡的、喜歡的狀態，也會更清晰地映照出自己和他人的關係樣貌。

綜合這四個小主題，有力氣時，或許可以再深一點地陪自己想想：

1. 我是怎麼看待人跟人之間的差異的？我如何安頓跟別人不一樣的自己？
2. 跟他人互動時，我會表達／隱藏自己的需求和期待嗎？都怎麼表達／隱藏的？選擇這樣的方式，是因為什麼？
3. 在關係裡，我最想保護／隔絕的是什麼？為什麼？
4. 想到照顧和被照顧的時候，我心裡浮現的畫面是什麼？我最常選擇的角色、位置是什麼？為什麼？

嘿，經過一次又一次地去感覺、創作、思考、探索、跟自己聊「療」的你，有沒有發現，好像，跟自己變得更熟了呢？是不是很值得？！

創作媒材大賞－蠟筆

by Ray

開始接觸蠟筆的時期

國小低年級，因為美勞課而接觸。

使用到的蠟筆類型

油性蠟筆（較少用）、粉蠟筆（常用，可以堆疊顏色）、玻璃彩繪蠟筆（裝飾環境時用，可以用濕布擦掉，很方便）。

對蠟筆的感覺

可能是因為童年開始觸碰的，覺得蠟筆一直保有一種童真、原始感，以及自由奔放感。長大後拿起蠟筆，就有種好像回到小時候的感覺。

想使用蠟筆的時刻

希望可以豪邁、自由地塗鴉的時候。

想讓大腦放鬆、不做太多刻意思考的時候。

內在有些感覺被壓抑、心裡悶悶的，想要釋放的時候。

想念蠟筆觸感的時候。

用蠟筆時的感覺

身體經驗的：需要用力才能推開顏料或是讓蠟筆顏色顯得鮮明，手部跟身體會很有感覺，另外，在堆疊的時候，也會感覺到一層一層慢慢累積上去的力道。因為手指頭也完全參與其中，可以感受到蠟筆的質地、觸感，以及推開時微黏的感覺，蠟筆的味道也會飄盪在鼻尖；對我來說是一種非常有存在感的媒材。

內在經驗的：用力塗抹、推開和堆疊顏色的時候，覺得心裡頭某一些被壓抑的感覺，好像也正在一點一點鬆開來、慢慢被撫平。蠟筆偏向明豔的色彩，也會讓我覺得有點療癒。有時候，會因為手指全部都髒掉而覺得自由，有時候則會覺得手髒掉了有點阿雜。

跟蠟筆有關的記憶／小故事

小時候的美勞課，老師讓我們用蠟筆自製刮畫，製作的順序是這樣的：在 4 開的圖畫紙上隨意用蠟筆畫上各種繽紛的顏色，盡可能的填滿畫紙的每一處。接著，用黑色蠟筆均勻渾厚地覆蓋原先畫下的所有顏色，然後，就可以進行刮畫了！用牙籤刮過黑色顏料覆蓋的地方，就會露出像煙火一樣燦爛的圖樣。

印象中，使用黑色蠟筆覆蓋顏色時，總覺得是一個沒完沒了的過程，要好仔細、好用力、好有耐心才能把所有的顏色都藏起來。或許也是因為這樣認真投入的過程，好不容易可以進行到刮畫時，看到露出來的顏色們，才更覺得分外驚喜吧！

另外一個深刻的記憶，則是開始工作後去上畫畫課的有趣經驗。在開始畫畫前，老師請我們先幫手上 50 色的蠟筆「脫衣服」── 將外面的紙模一一撕除，讓蠟筆回到光溜溜的狀態。這樣一來，蠟筆的使用可以變得更加自由，無論是直的、橫的、斜的塗抹都輕鬆自在。這是我第一次一根一根地拿起蠟筆、剝除紙模，好好地觸碰、觀看蠟筆的質地、色澤與樣子，好像也是我第一次體驗到用一整根蠟筆，而不是只用筆頭來遊走在紙面上的自由與趣味。

常用的蠟筆

雄獅系列的粉蠟筆，平價、顏色多，又很容易買到。

蠟筆的玩耍練習

用自己想要的方式接觸就很好喔！

如果想試試看這些方式也很好：

1. 五感小練習：摸一摸、聞一聞、戳一戳蠟筆，去感覺它的味道、質地、觸感等。
2. 堆疊小練習：試試看，堆疊 3 種綠色、3 種黃色、3 種藍色，看看變化。
3. 力道小練習：用蠟筆在紙上，從輕輕點————>重重畫間，嘗試各種力道。

暖心絮語－不習慣很合理，一步一步嘗試

by 小寶

在我的工作經驗中，「畫出情緒」是許多案主在最開始時可能會卡住的環節，因為不習慣使然。

有些時候是太抽象不知如何下筆，有些時候是滿腦子眾多想像有點難以選擇。

在創作時認知到不習慣，然後面對這個不習慣，而不是無視它或是逃避，是很好的開始。然後再由心理師一步一步引導，與案主的不習慣或是害怕、擔心畫不出來、畫不好的預設對話。

慢慢的，案主通常都願意試試看，而這個嘗試的行動就會緩解不習慣，並且創造出新的感覺。這種新的體驗，也會一點一滴地增加案主心中認為「喔，原來我可以」的正向回饋。

創作中的體悟

有一位案主的創作令我印象深刻。在一次創作情緒的過程中，他拿起黑色的色鉛筆，在一張 A5 大小的白紙上來回塗色，就單單使用黑色這一支筆。

我提醒他邊畫邊記得要呼吸。

他時快時慢的畫著。快要把 A5 紙塗滿之際，他突然慢下來然後停住了，淡淡地說：「原來是我創造了屬於自己的情緒黑暗啊！」

我覺得很有意思，就認真地跟他討論當下的感覺，以及創造了自己情緒黑暗的想法脈絡，包含黑色的意涵、動態繪製中的感受、目前停下來的感覺，以及是否還想繼續畫下去等種種討論。

我也繼續見證到，案主在創作中與他內在不可言說部分同在的樣子，以及像剛剛那種瞬間的體悟時刻。

我看著案主透過這些過程更加地感受到自己的心理身體的細微感覺，也很有勇氣繼續嘗試著理解自己。

正視自我攻擊的模式：「武器們」的再認

另外一位案主，創作鞭打篇時，發現自己擁有很多武器，但卻矛盾地時常用來攻擊自己。

其實很多都是內在大聲公。

一些從他處聽來的，貶低或是否定自己的話語。聽著、聽著，我們就習慣了，還因為時間累積，竟然在內在也認同了這些部分，時不時拿出來鞭打自己。

先是透過文字的書寫，寫出這些句子的時候就是具體的呈現在紙上。這個呈現的功能，是可以看見這些句子，而不是讓句子一直無形地在腦海迴盪。「能看見」就能用不同的態度或是方法面對，透過把句子一句一句寫出來，這是第一層的喚出與承認，我將它們具體化了，可以辨認了，也可以選擇要面對哪一個。這些一步一步的步驟都是比較可控的，而這個可控感也能讓人一點一滴面對、感覺、處理。但是，如果一直在腦海中大聲公，那種摸不到、抓不著的畫面感，就讓失控感比較強大，負面感受也會相對多。

再說回案主。句子寫完，我請案主一句一句搭配聲音的大小聲、速度，以及抑揚頓挫，將每個句子都唸出來。

案主大概唸到第三句就哭了。

透過聲音也是直接與自己的內在接觸，聲音的唸出讓自己「再次聽到」。

哭泣可以宣洩情緒，而情緒中可能揉雜難受、不捨、痛苦、憤怒，以及委屈等諸多感受。可以等案主哭完後，再緩慢進入討論。

這也是在創作中的體驗情緒，並且有機會可以與這些傷人的內在語言重新對話或是抗衡。

看見情緒的樣子

對你來說，某一種特定的情緒，是什麼樣子呢？

你的焦慮，長成怎樣？
A. 小小的
B. 兇兇的
C. 模^{2}糊^{2}的

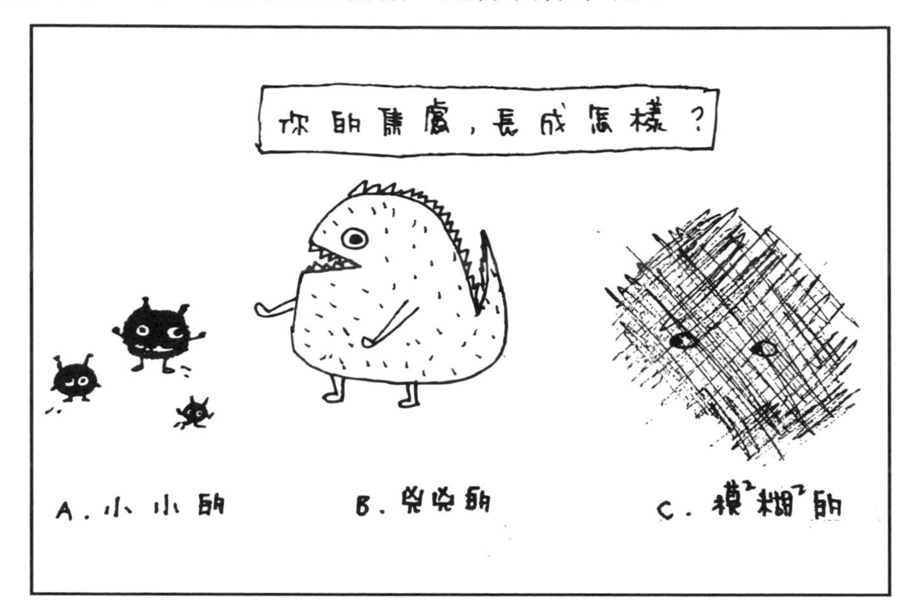

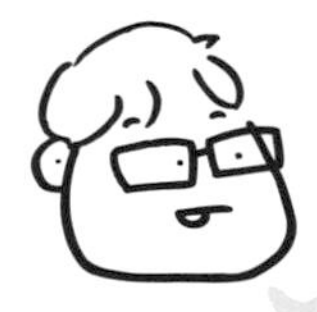

閉上眼睛，深呼吸，感受一下這個情緒。
試著問問自己：「這個情緒，像什麼呢？」
也許是動物，也許是植物，也許是無生物……
慢慢看清楚，那就很好。

我看見的是：

我的情緒側寫紀錄

畫出自己的情緒觀察記錄吧！並試著寫下說明：

情緒名稱：

外觀描述：

特質描述：

出現頻率：

影響範圍：

友好／凶狠程度：

關於我這個人呀－排行

你的排行是什麼？跟你的個性有沒有關係？

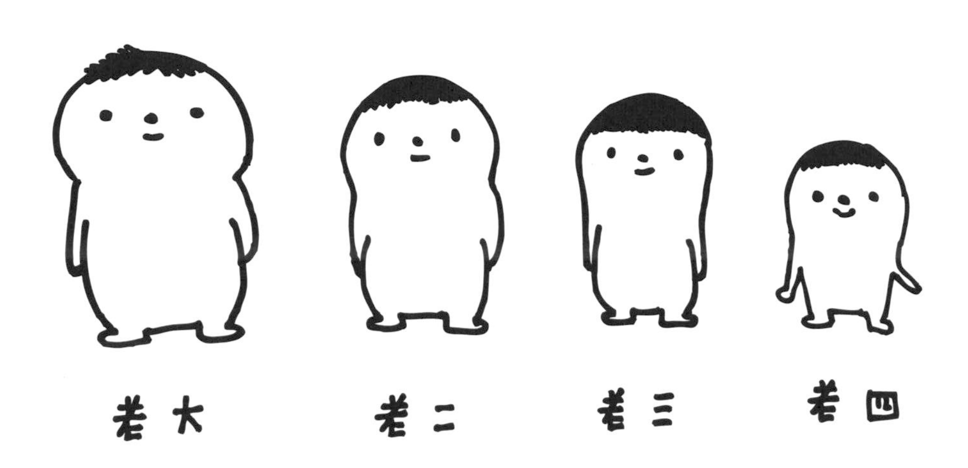

手足：＿＿＿＿＿＿＿＿＿＿

排序（時間上的）：＿＿＿＿＿＿＿＿＿＿

排序（實際互動上的）：＿＿＿＿＿＿＿＿＿＿

自己的個性：＿＿＿＿＿＿＿＿＿＿

跟排行很有關係的：＿＿＿＿＿＿＿＿＿＿

跟排行沒有關係的：＿＿＿＿＿＿＿＿＿＿

如果在家庭中，手足的排行對你的人生有些影響，那是什麼呢？
在哪一些方面帶來影響？（如:跟人互動的方式、對待自己的方式、生活裡常扮演的角色、價值觀等等）

自我探索－三溫暖

三溫暖，你喜歡從哪個溫度的池開始？

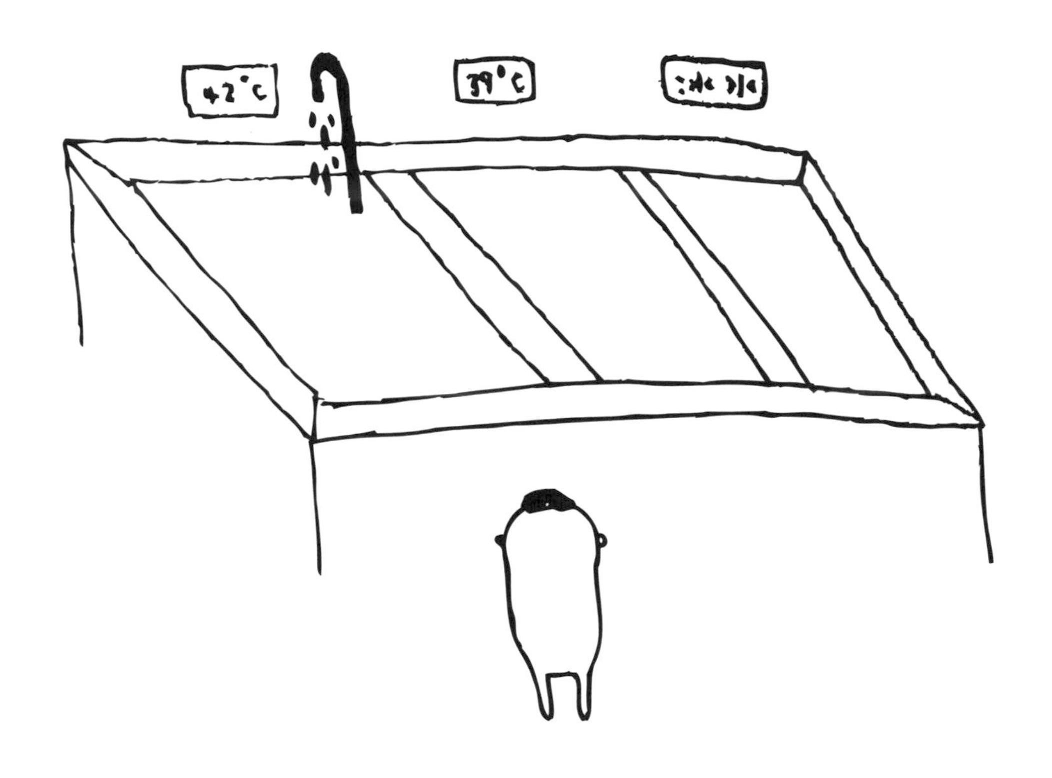

浸泡的感覺如何呢？

冰　　　　　　溫　　　　　　熱

在身體上的界線／開放度如何呢？

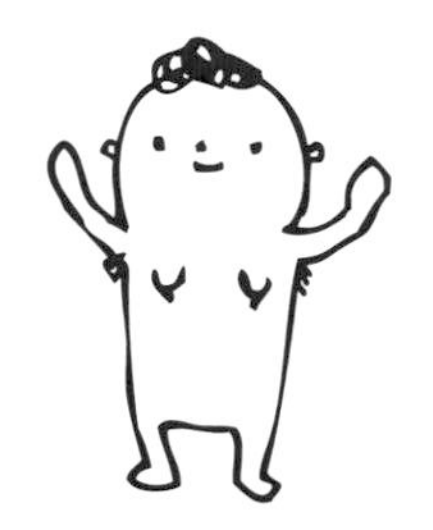

是個在身體上，能自然／自在地，

跟陌生人坦誠相見的人？

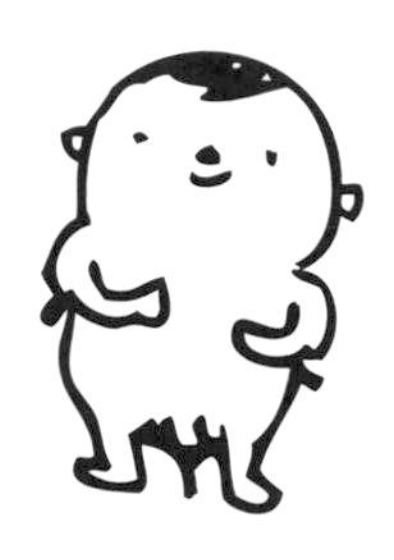

或是，會感到

很害羞、很尷尬的人呢？

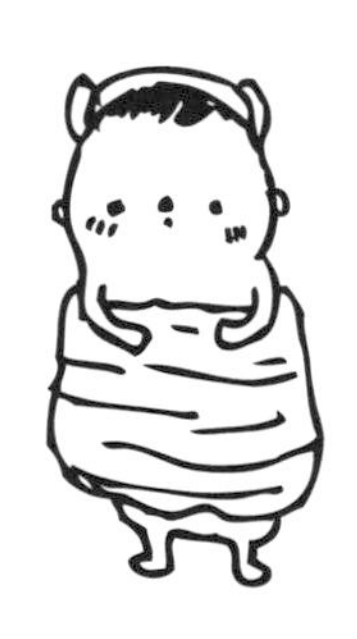

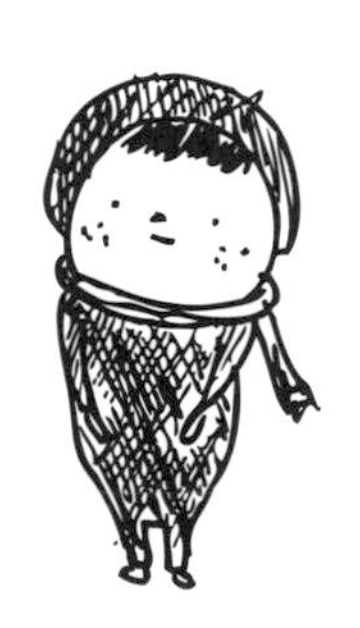

在身體上，經驗到的是什麼呢？

自我探索－性質

如果用農、獵、漁、牧這樣的性質分類概念，

你覺得自己的性質比較像哪一個職業類型的人呢？

其他類型佔了多少百分比？

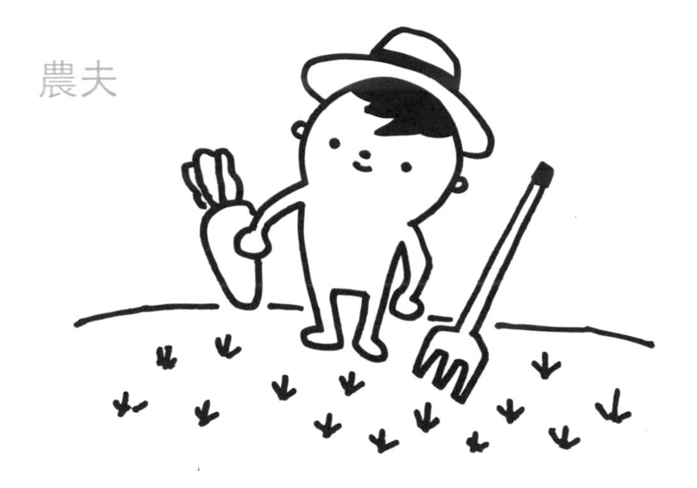

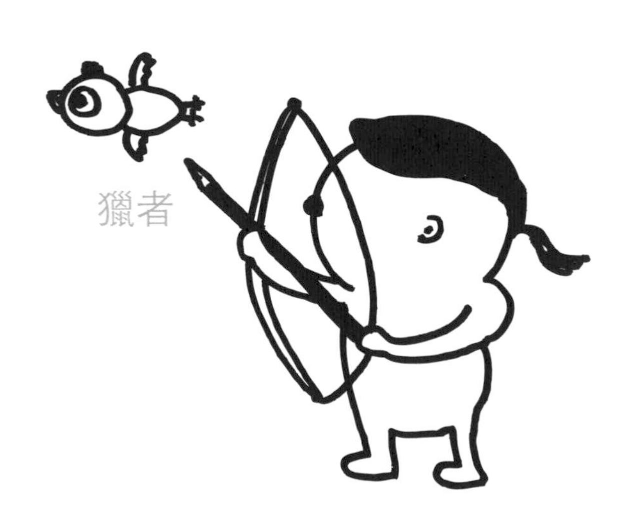

可以是個性上的特質、在做的事情的特性，

或是喜歡的事情類型……都可以～

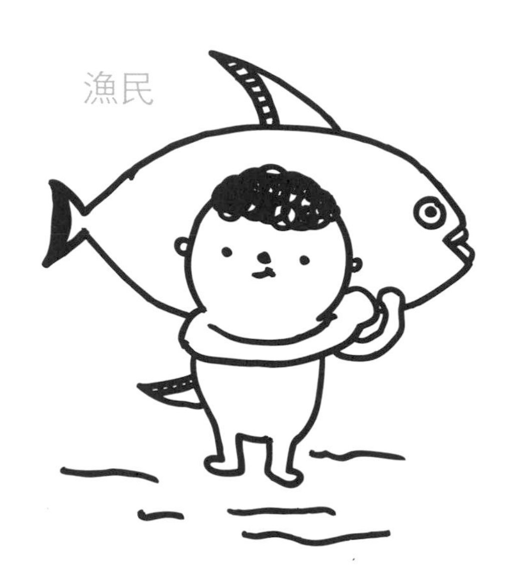

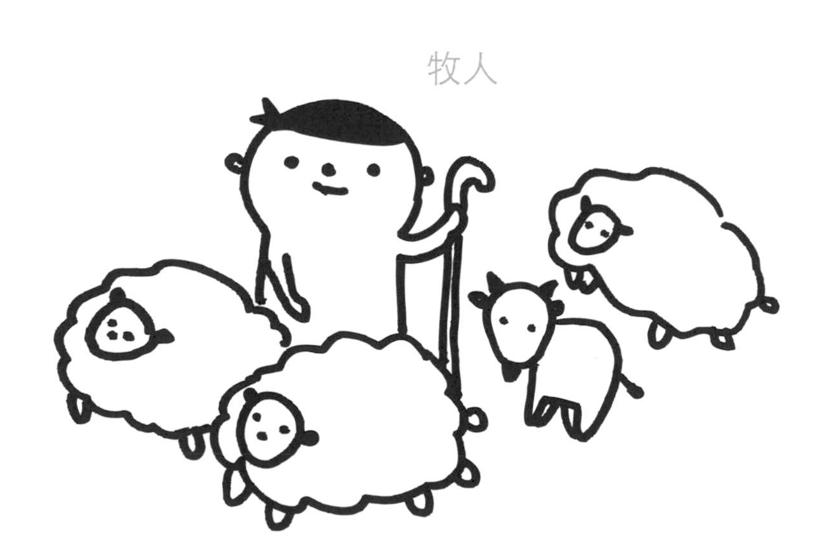

對自己的可能一鞭打

Q1：是否有很多時候，你對自己有很多的不滿與責備，

常常會罵自己、嫌棄自己、或討厭自己呢？

A. 對啊對啊，不罵不行啊！

B. 真的欠罵，實在太糟糕了啊！

C. 還好啦，偶爾唸一下而已～

D. 不會啊，我都好好跟自己說話！

E. ______________________________

Q2：罵完自己之後，常會有哪些感覺呢？

Q3：最常對自己說的話是什麼？

責備句：

1. ______________________________
2. ______________________________
3. ______________________________

肯定句：

1. ______________________________
2. ______________________________
3. ______________________________

Q4：你是怎麼學會罵自己的這個方法呢？

A. 從小被罵到大，我都比他們會罵自己了。

B. 如果不這麼做，好像會太自我感覺良好啊。

C. 向高手看齊，我身邊很會的人是＿＿＿＿＿＿＿＿

D. 不知不覺，就學會這件事情了。

E. ＿＿＿＿＿＿＿＿＿＿＿＿＿＿＿＿＿＿

Q5：效果評量：

A. 這方式的好處／優點：＿＿＿＿＿＿＿＿

B. 這方式的壞處／缺點：＿＿＿＿＿＿＿＿

C. 使用後，改善的效果：

1	2	3	4	5	6	7	8	9	10

D. 使用後，自信的狀態：

1	2	3	4	5	6	7	8	9	10

E. 對此方式的滿意程度：

1	2	3	4	5	6	7	8	9	10

Q6：我想說的是：

＿＿＿＿＿＿＿＿＿＿＿＿

＿＿＿＿＿＿＿＿＿＿＿＿

＿＿＿＿＿＿＿＿＿＿＿＿

＿＿＿＿＿＿＿＿＿＿＿＿

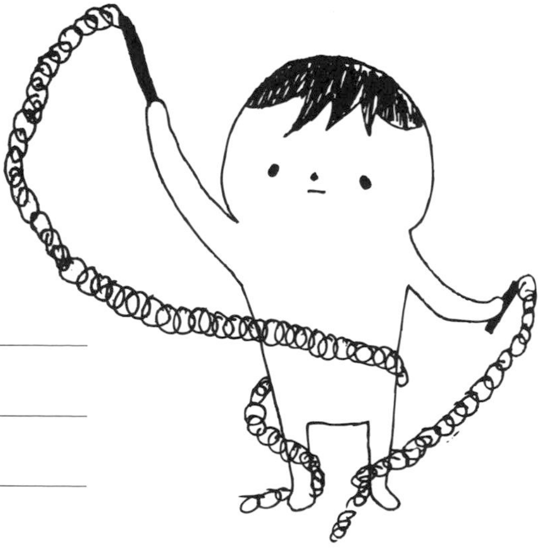

自我探索－符咒

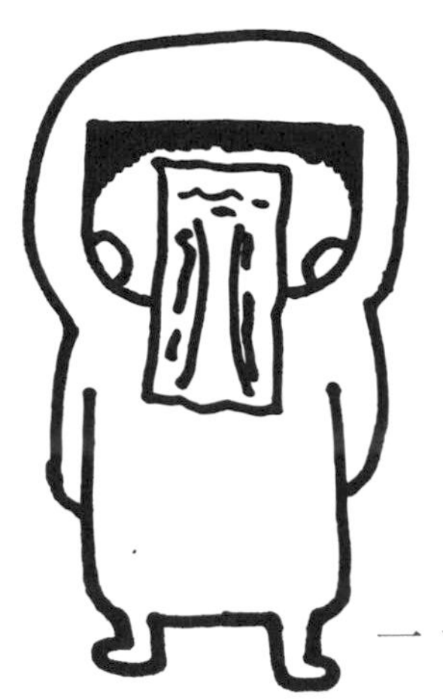

在生活中，是否有一些想法／話語／規定，

會像符咒一樣，讓你動彈不得呢？

一起來試著找一找這些符咒的樣子，

以及破解／降低威力／和平共處的方法吧。

一、符咒內容物：

想法符咒：＿＿＿＿＿＿＿＿＿＿＿＿＿＿＿＿＿＿

話語符咒：＿＿＿＿＿＿＿＿＿＿＿＿＿＿＿＿＿＿

規定符咒：＿＿＿＿＿＿＿＿＿＿＿＿＿＿＿＿＿＿

先選出一個，你最想弄清楚的符咒，我們來看看吧！

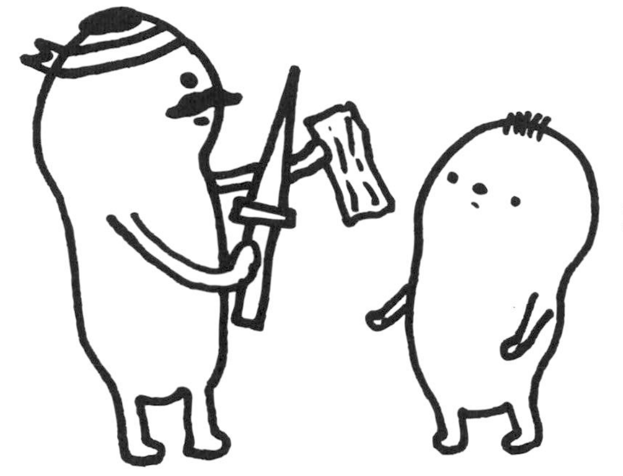

二、符咒來源：

這個符咒，當初是誰創造的？

怎麼貼到你身上的呢？

三、符咒效能：

這個符咒，有什麼樣的效果／功能呢？

這個符咒的效能如何？

通常，在什麼時間／場合／情境會發動？

自我探索－戰或逃

在演化的過程裡，人類面對外在環境壓力（如：野獸）的反應，

大致上分兩類：戰（如：打死，吃掉）或逃（走掉，避免被吃）。

畫畫、說說自己的各種「逃」：

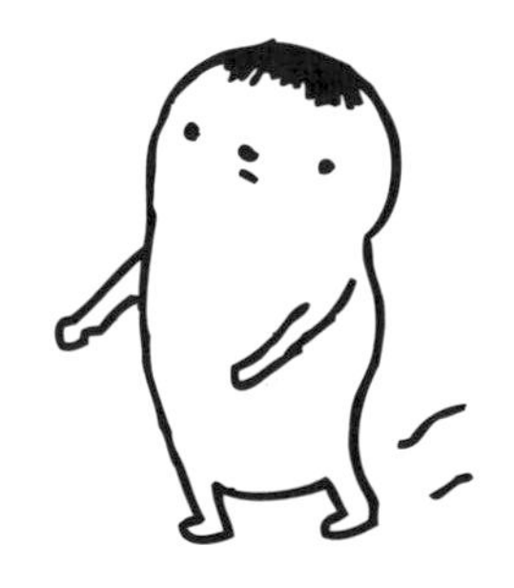

試著看自己常常怎麼「逃」；

「逃」帶來什麼樣的幫忙和限制。

雖然現在出門可能沒有野獸，但，家人、朋友、課業、工作、

情緒、截止日期、人際衝突等人事物，也是每天在面對的。

你的生活裡，常用哪一些戰或逃的方式，面對外在環境的挑戰呢？

畫畫、說說自己的各種「戰」：

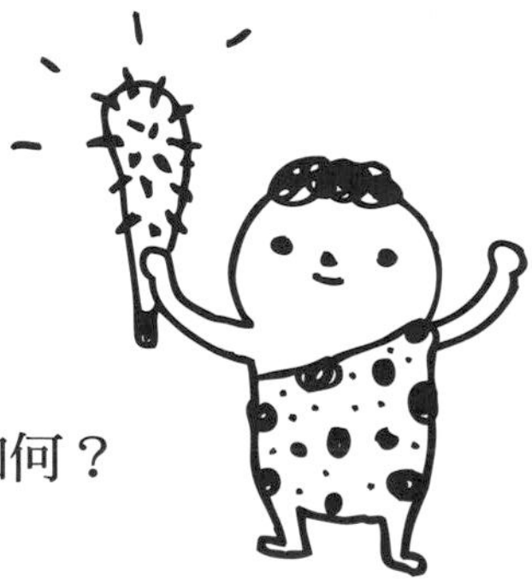

看看自己有哪一些「戰鬥」模式，

開啟這模式的時候，自己的身、心、靈狀態如何？

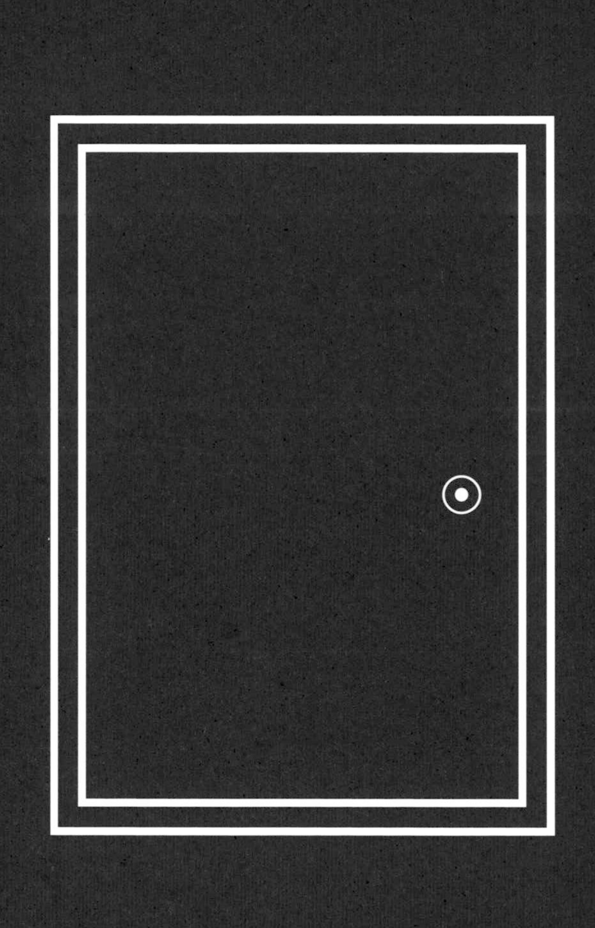

提筆列點寫出，這些屬於自己的黑暗面吧～

（可能是不喜歡、不被承認、不能接受的自己的某部分……）

也可以自己定義「黑暗面」的意思。

試著推開心中的那扇門，

走進去，看一看那些自己的黑暗面。

自我探索－碎裂

是否曾經有過，感覺自己整個生命裂開、破碎的經驗呢？

試著畫出破碎的自己。

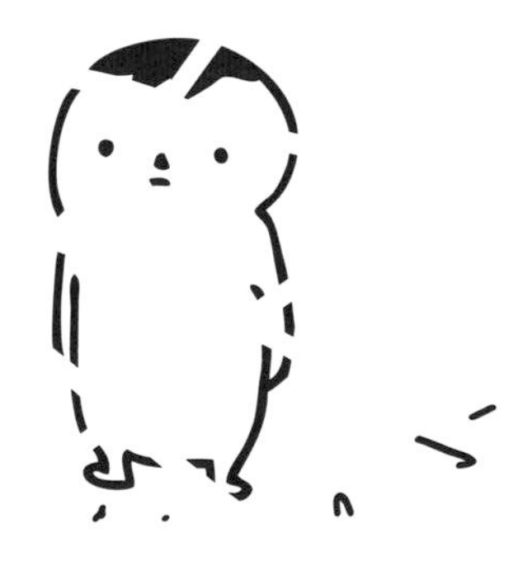

有時候，碎裂的也可能是某一種信仰、想像、期待，

或是價值觀、關係、特質等等。

從經驗碎裂之後到現在，你的生命是否有什麼不同呢？

自我探索－畢業典禮

從小到大，我們會經歷求學階段的畢業典禮，

像是：幼稚園、國小、國中、高中、大學畢典等等。

有時候，則是從某一個角色或人生的某一個階段中畢業。

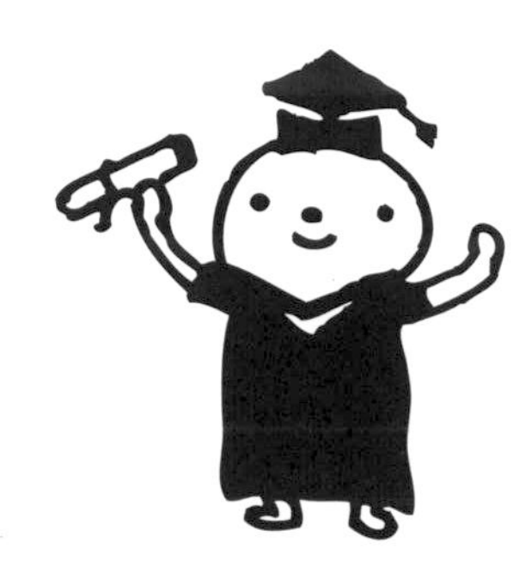

想一想，現階段的自己，

正在（或想要）從什麼樣的狀態／角色中畢業，

邁入下一個階段呢？

想邀請哪一個年紀的自己，

來參加、見證這場畢業典禮呢？

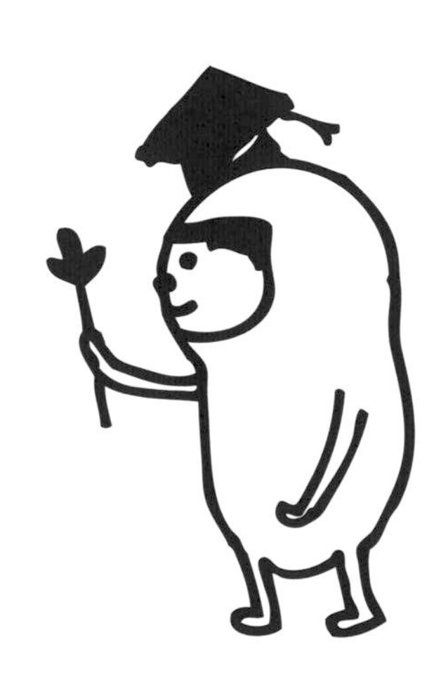

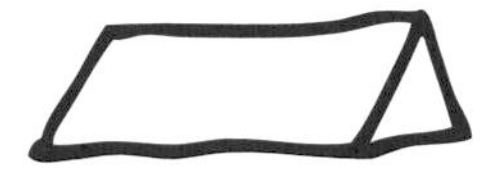

哪一些人，會成為受邀的貴賓？

受邀的原因是什麼？

如果，要發表畢業感言，

你想對自己說些什麼呢？

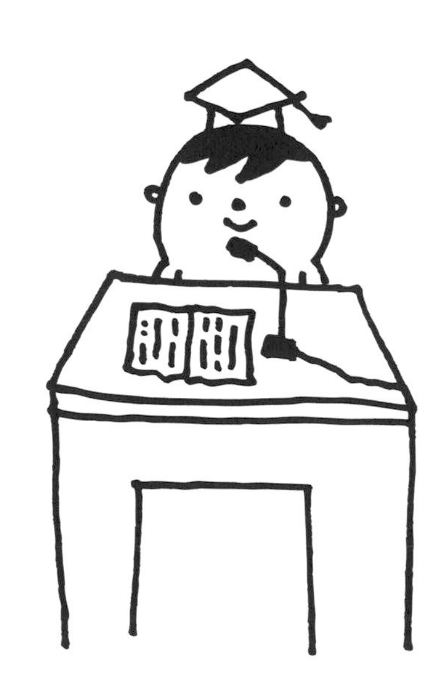

人際互動－外星人

Q：當你遇到外星人（無法溝通的人）時，反應是什麼？

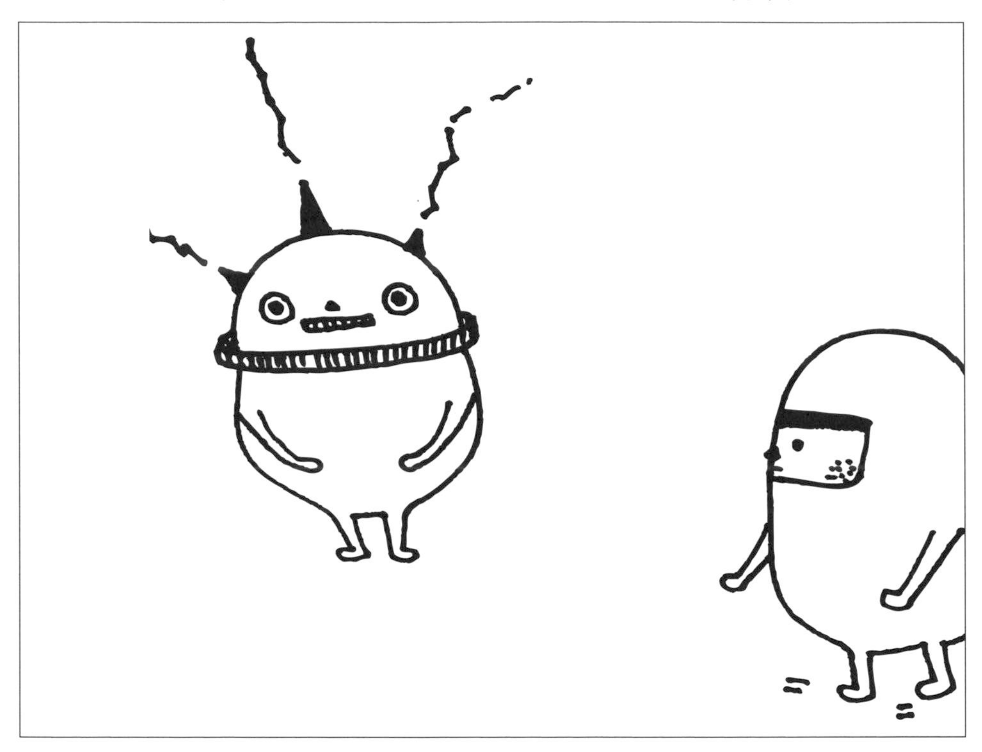

a．太有趣了！趕緊抱抱揉揉捏捏～～～

b．太恐怖了！逃或跑或躲。

c．找個翻譯儀器再看看情況。

d．________________

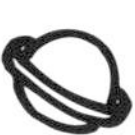

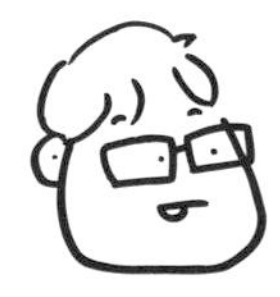

有沒有什麼時候，換成是你覺得自己像外星人呢？

________ 觀察日誌

生活中，不免有些你很難理解、溝通、互動的人。

如果可以用某種動物、植物或物品來代表這個人，會像是什麼？

日期：　　　　時間：　　　　觀察員：

（畫下／剪下貼上這個人像什麼）

名稱：

特性描述：

出沒地點：

互動方式：

注意事項：

人際互動－我的告示牌

在跟人互動時，你有沒有自己的注意事項或期待呢？

（如：怕生慢熟、喜歡被溫柔回應⋯⋯）

有沒有什麼需要公告的規則或說明？

畫出自己的各種人際互動告示牌吧。

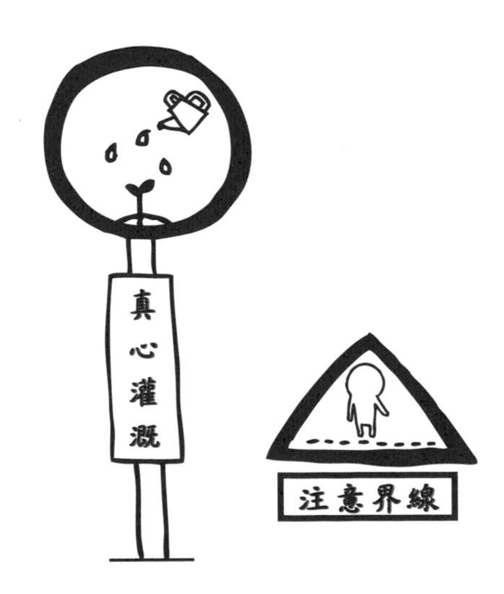

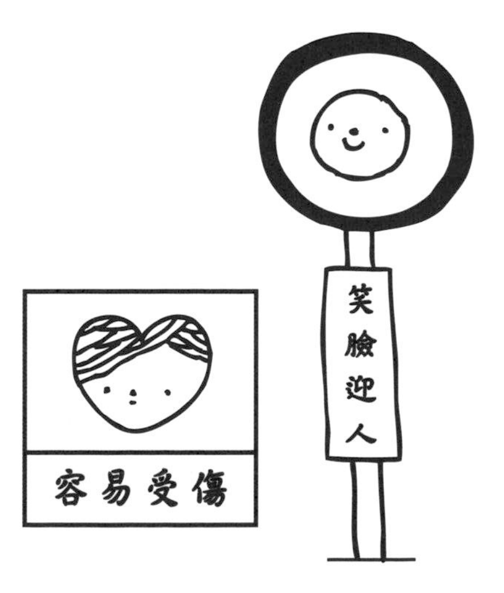
笑臉迎人
容易受傷

人際互動－心裡的一道牆

在你和他人的互動中，是否有一道牆呢？

這道牆，是什麼材質？面積多大？是誰砌的呢？

如果可以，試著分享關於這道牆的：

・意義　・功能　・年代　・歷史　・故事

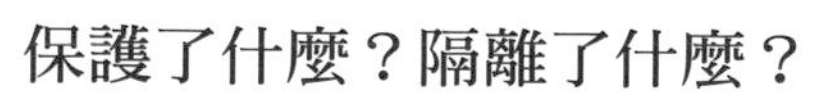

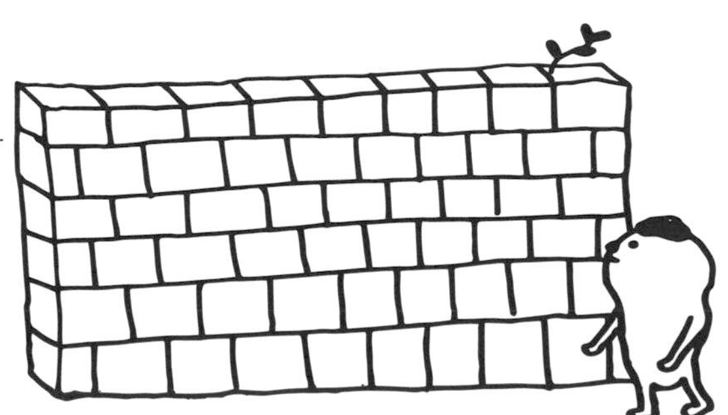

人際互動－照顧

說一說，你有沒有曾經覺得「自己被照顧了」的經驗吧。

無論是身體上、生活上，或是心理的層面都很好。

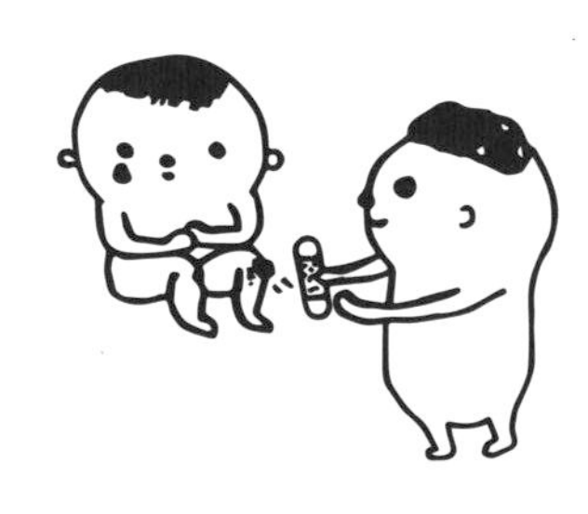

這是，怎麼樣的感覺呢？

如果用一個隱喻故事來說明經驗，你會怎麼描述呢？

（如：像從陷阱裡被經過的好心人救出來的小狐狸）

對方的什麼照顧到了你？（如：耐心、主動）

你的什麼被照顧到了？（如：慌張的心情、對自己的自信）

在這經驗裡，你最珍惜的，是什麼？

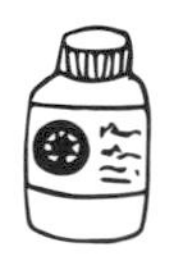

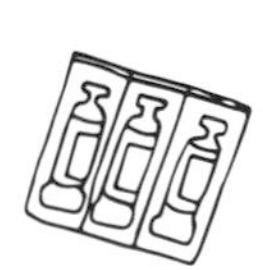

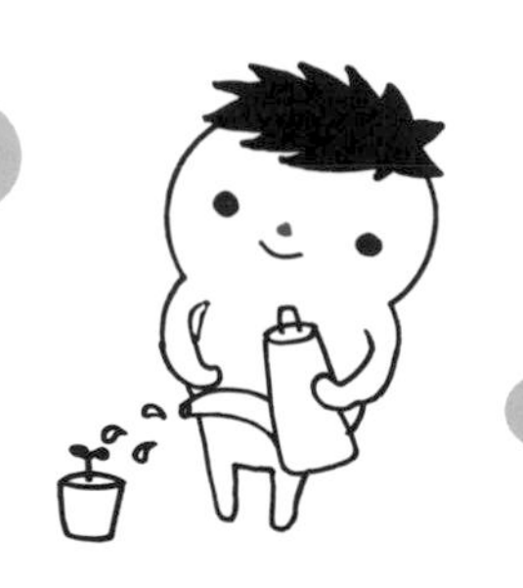

家庭篇

每個月畫一個天氣符號，
代表你在家中的感覺。

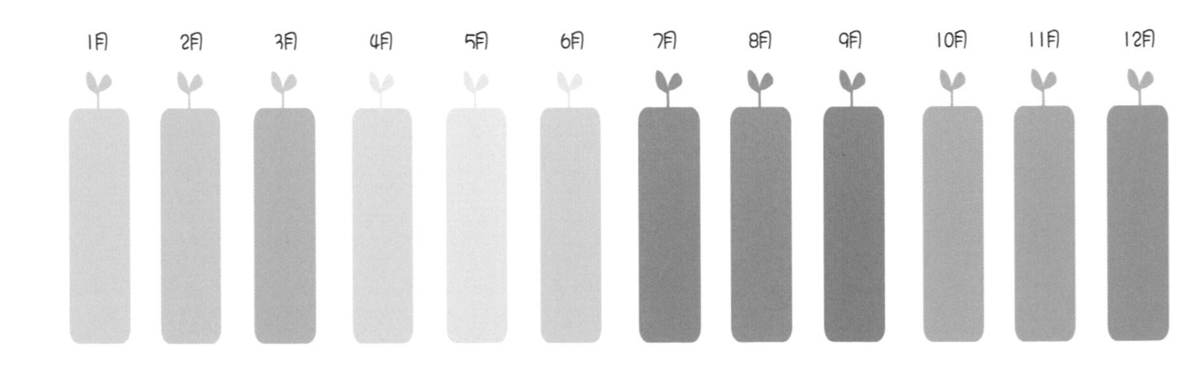

畫畫告訴我的事－那些說不完的家庭故事，就讓畫筆來說吧

by Ray

不知道大家小時候的美術課、作文課，是不是都畫過、寫過「我的家庭」這樣的題目呢？然後，或許你也覺得，那些關於家的故事、複雜的情感、家人的樣子、相處與互動等，常常不是一張八開圖畫紙或600字就裝得下的。

聊起家庭這個主題時，又因為範圍太廣或很私密，而讓人比較難暢所欲言。更多時候，由於我們其實是時時浸泡在家庭互動裡的，正因為身處其中，整個人的狀態、心情都容易跟著起伏移動，於是，比較難拉開距離來看或說清楚其中的關係。

過往我在諮商工作中，遇到要討論跟家人、家庭有關的主題時，有時會請案主回去幫忙觀察跟想一想：「在你眼中，家人像什麼動物或植物？是因為對方有什麼特質或互動方式？」然後再回到諮商中討論他的觀察跟理解。我發現運用這樣的隱喻思考，有一些好處：

（1）案主有機會從家人的角色，拉開一些距離，成為一個比較客觀的「觀察者」，能看見一些以往沒注意到的細節及增加理解。同時，因為變成觀察者的位置，情緒上比較不容易跟著波動起伏。

（2）找到家人的動植物隱喻其實是有趣的過程。沒有對人的批評跟論斷，而是一種帶著好奇跟好玩的看見：「哇，原來在我心中，我媽像是老虎、我爸像是牛。」同時，很奇妙的，當在心裡找到像家人的動植物畫面時，往往也會有一種「我好像多看見這個人一點了」的觸動。

（3）案主同樣有機會去思考、感受自己可能是怎麼樣的動植物，有時候會驚奇的發現「原來我們家都是草食性動物」、「原來我跟媽媽是一樣的」、「原來我有凶猛動物的快、狠、準特質」等等。

（4）因為開始看見跟懂得自己與對方的特質與樣子多一點，就有機

會來看一看彼此的互動方式，以及有沒有什麼想要改變、調整的地方。

（5）覺得困難跟不好受的時候，能夠在隱喻故事裡，幫自己撐出一點空間。我常跟案主說：「關於家，如果想要，一定有機會發生變化。同時記得，這些變化要到明顯可見時，可能也真的需要多一點時間。」有時候，想著隱喻故事裡，這些動植物的各種故事跟樣子，也會讓人心裡能多一點點等待跟溫柔（可能是對家人，也可能是對自己。）

在「家庭篇」裡，我們同樣期待透過創作，讓關於家的主題，不再是模模糊糊、讓人難以下手的一大塊。能一步步陪大家一起練習調整焦距與視角的方式，把抽象的思考變成具象化的畫面。更甚者，轉換成可以敘說、整理和分享的故事，創造更深刻的內在經驗。

在這些過程裡，你可能經歷的階段是下列這些（而不管走到哪個階段，都是很好的事情喔！能嘗試，就很好）：

（1）覺得跟家有關的內容抽象模糊難以言說（可能也因此有很多複雜情緒）。

（2）依照主題，分門別類嘗試創作、找到心裡的畫面。

（3）在創作過程中，感覺自己內在的經驗與感受，並思考和整理自己的觀察與看見。

（4）創作完成後，慢下來，再次看一看、讀一讀，感覺自己的創作。對自己的創作產生好奇跟對話，遇見更深層的自我。

（5）有機會跟身邊的朋友、家人或是你的心理師分享與討論，讓對方的視野和好奇，陪你一起再次探索這些創作及背後的故事。

（6）開始能運用這樣的方式，在生活中陪自己整裡其他相關的主題與經驗。

於是，在家庭篇，我們為大家精選的主題可以分成三個面向：拉開一段距離觀看、聚焦在有情感的地方、跟心裡的渴望對焦。

拉開一段距離觀看：多元視角，讓好奇與好玩多一點

（一）關於家 — 家人的樣貌

這一個主題，可能有點簡單，又有一點挑戰喔！

簡單的部分就是單純地觀察、畫出來就好。挑戰的部分則是在這個過程裡，要練習讓心裡的感受、評價，或任何浮現出來的念頭都先放在一旁。

有多久沒有像這樣，很純粹地凝視家人的樣子了呢？慢慢地，看（或在腦海裡想）著家人的頭髮、臉型、表情、五官、眼神、裝飾等等，然後試著畫下來。完成之後，來多聊一點喔：

1. 在畫家人的過程裡，心裡有沒有浮現什麼想法、感受或任何記憶？
2. 重新回看創作，對家人們的樣子，有什麼發現嗎？（比方說：這是記憶中的長相，還是現在的？原來自己跟誰很像／很不像？等等）

（二）關於家 — 家人的動物圖鑑

這部分，可能需要來一點放鬆和想像力喔！

想一想，家人像是哪種動物呢？可以用畫的，也可以用剪貼的方式，把你腦海中浮現的畫面呈現出來。接下來，就幫自己填寫動物圖鑑裡的註記吧！然後，感覺看看：

1. 以前曾經想過，家人像什麼動物嗎？創作之後，有什麼新發現？
2. 你們目前的互動方式，和這個動物的屬性有什麼樣的關聯嗎？有沒有很類似的地方？或是很不一樣的地方呢？
3. 家裡面的動物們，有什麼分類嗎？你自己是哪一類的？當這些動物都聚在一起的時候，創造出怎樣的互動？
4. 這些互動裡，讓你喜歡的是什麼？讓你覺得困難的是什麼？

（三）關於家 — 星球的距離

每一位家人，都有自己獨立的個性、樣子、生活方式和需求等等，就像是一顆獨立運轉的星球一樣。

試試看，是否能捕捉到：家人分別像是什麼星球，星球上又有什麼很重要的物質或生存條件等等。如果這些星球間，有通訊管道或交通工具，可以彼此交流跟連結，也試著呈現出來。（有或沒有都很好喔）。問一問自己：

1. 我會怎麼幫這些星球以及這個星系取名字呢？
2. 這個星系，是怎麼發展成現在的樣子的？試著說這個星系的故事。
3. 有沒有哪顆星球，是讓我好想跟他建立／切斷連結的？不管是怎麼樣的連結，心裡頭真的好在乎的是什麼？

聚焦在有情感的地方：重新記起，愛有在的時刻

（一）關於家 — 家的味道

食物，常常比較容易連結起人們的記憶與情感。好像在不同食物的背後，總藏了一些相關的人物或故事，跟食物一起餵養了我們的成長。

鼓勵你可以跟家人們一起閒聊，或是用書寫、畫圖或剪貼的方式來完成都很好！食物常常是一個比較輕鬆愉快的互動入口喔～

完成後，還可以更進一步訪問彼此：

1. 平常會想念這個食物嗎？其實是想念食物，還是人、時光或互動呢？
2. 關於這個食物的記憶，希望能被記得嗎？想用什麼方式來記錄？（如：寫下食譜、錄下回憶故事等等）
3. 如果這個食物裡，蘊藏了一些情感，你能感覺到那是什麼嗎？

（二）關於家 —— 想記得的這些與那些

很多時候，因為家人間要相處的時候很多很多，摩擦也跟著容易發生。一個不小心，就會容易記得那些爭吵、受傷的時刻，卻忘記了怎麼和好、怎麼感覺愛到／被愛到的畫面。

有沒有一種可能，是刻意的、認真地先幫自己建檔呢？像在腦海裡洗出這些畫面的照片，也像是幫自己剪接一部紀錄片，讓這些畫面可以在心裡、記憶裡，或是在跟家人的互動中，常常被呼喚出來。

1. 問一問自己，有哪一些畫面、哪一些互動的樣子，是你覺得好珍貴、好想記住的？（當然，吵架的時候可能也是喔）
2. 這些畫面裡的自己跟家人，處在怎麼樣的狀態裡？
3. 如果能記起這些畫面，就能夠提醒你那些很重要的事情呢？
4. 如果可以，想要再創造哪一些畫面？為什麼？

跟心裡的渴望對焦：踏上一場，回到自己內在的旅程

我猜，許多時候，「離家」跟「返家」在說的其實是同一件事。這件事關於：我們想要長成一個怎麼樣的自己，以及期待跟外界維持什麼樣的關係（包含：和家人維持怎樣的親近和距離、怎麼支持與被支持才能長出自己等面向）。

做這兩個主題的創作，如果有很多情感在流動，就慢慢感覺這些，不著急。因為離家跟返家，常常是用一個人生命、用長長的年歲，以及用一次次的自我對話，在「創作自己」的旅程。

（一）關於家 —— 離家的故事

每一個人，都會經驗到無數次物理上的離家。可能是因為上學、工作，或成家；當然，出門旅行、買東西也都是其中一種。然後，也可能經歷心理上的離家：獨立、劃出界線等等。更多時候，心理上跟物理上

的離家可能是錯綜複雜的（如：雖然離家住宿舍，但總牽掛著家裡的父母；雖然住在家裡，但總感覺跟家人沒辦法連結等等），可能有許多非常個人，同時也非常深刻的經驗與感受在其中。

或許，可以嘗試從最有印象的開始，也可以從比較有情感的部分開始創作。漸漸的，或許有機會再找到不同經驗中的共同元素，並陪自己整理：

1. 這些年，離開家的故事，為你帶來了怎麼樣的影響與學習？
2. 你都是怎麼陪伴／支持／照顧／安頓離家的自己的？
3. 你會說，這其實是一段離開______（或是走向______）的旅程？
4. 在這個過程裡，你看見自己真的在乎、渴望的是什麼？

（二）關於家 —— 返家的旅程

如果把「家」的概念擴大來看，指的可能就不只是原生家庭或是現在所居住的房子等等。可以是居住的地方，可以是情感有在的地方，可以是一段親近的關係，甚至，整個地球、宇宙，或是你的內在，都是一個「家」。接續上述離家的故事，可以順著「離家」的經驗來聊聊「返家」；也可以試試看跳脫常見的家的定義，感覺看看自己的家是什麼、在哪裡，有怎麼樣的故事等等，然後想一想：

1. 對你而言，「家」的定義是什麼？
2. 你會說，這其實是一段返回______（或是離開______）的旅程？
3. 有沒有發現，自己通常在什麼樣的狀態下，需要返／離家呢？
4. 你期待中的家，是什麼樣子？（家人、環境、互動方式等等）
5. 你看見自己是一個怎麼樣的人呢？（如：人格特質、價值觀等）

哇！關於家，可以想跟討論的內容，真的是說也說不完呀！

謝謝你，拿起筆，帶著自己，一次次投入這場旅程裡。

進行到這裡，可能會發現，其實還有好多、好多，想陪自己整理或敘說的家故事。也有可能，其實很想問一問家裡頭的其他人是怎麼想的，希望能跟家人分享這經驗和感受。

用你覺得舒服的步調進行，然後記得問自己：「這是我想要的嗎？我渴望的是什麼？我想要怎麼陪自己經歷這些過程？」也記得想一想：「我想創造怎麼樣的家庭關係？家人們是怎麼想的呢？」、「我們各自有什麼方式來照顧自己跟彼此呢？」

慢慢陪自己繼續旅行吧！

（＊關於跟家人分享的這件事情，我們特地寫了下一篇，好好來討論一下吧！）

畫畫告訴我的事－有沒有可能，我們多懂彼此一點？

by Ray

在創作的過程中，這些念頭可能都有在你的腦海中浮現：「要不要跟家人分享這個啊？」、「如果約家人一起來畫，不知道會怎麼樣？」、「如果跟家人分享，他們會懂嗎？」諸如此類。我猜，就和你日常生活裡會有的猶豫很像：「談戀愛了，要說嗎？」、「覺得好難過，很想被安慰，可以傾訴嗎？」

實際上，這些念頭似乎都跟兩個面向有關，而且這兩個面向可能是相互影響的：

- 關於自我的價值感：我可以這樣要求／期待嗎？可以被聽懂、被理解嗎？
- 關於他人的反應：對方可以聽懂嗎？會好好回應我嗎？

這幾年，我在自己的生命經驗中練習去分辨：「家人這樣的反應，是沒有意願，還是我們的能力不一樣？」

也慢慢懂得:「我們都可以擁有自己的期待，也都值得好好被聽懂。」

在說明前，我想先分享一件對我來說，印象跟影響都很深遠的成長經驗：我大概 5、6 歲的時候，有個晚上不知道發生了什麼事情，睡一睡忽然坐起來哭。媽媽大概是被吵醒了吧，有點不耐地對我說：「哭什麼！快點睡覺！」於是，我又抽抽噎噎地躺回位置上去了，但在小小的腦海裡就記下了「不要在家人面前哭」的這件事。當然，還有好多次，媽媽在處罰或責備完犯錯的我們時，都會先說：「我數到三，不許哭！先說自己做錯了什麼！」就這樣，一直到長大之後，我都很少在家人面前流淚。

後來，在家裡有個可愛的小外甥後，我發現了有趣的互動：當他哭的時候，媽媽的反應是：「先不要哭，來開會，把話說清楚。」而我的反應通常是：「哭哭沒關係，來抱一下，哭完再說。」有一天，我忍不住問媽媽：「到底有誰可以哭的時候就把事情說清楚？」媽媽說了一段話：「我最怕小孩子哭了，以前你們哭的時候，我就不知道哭是什麼意思啊，不知道會不會是身體不舒服還是怎樣了……」

在那個瞬間，我才突然懂了：原來啊，媽媽的「不許哭」，真正在說的不是「哭是錯的」，而是「你哭的時候，我也不知道怎麼辦才好」，帶著慌張但其實很想要幫忙的心意。

原來，在他們那一輩的長大過程裡，「情緒是什麼、怎麼照顧心情」的這些部分，是很常被忽略的。照顧跟回應情緒不一定是他們具備的能力，或是照顧的方法大概都偏向「不要去想就好了、等時間過去就好」。而能「理解哭泣的意義，支持人擁有自己的心情，並用語言表達同理」的這些能力，或許是我們這一輩比較有機會學習到。於是，好像在心裡多懂一點：他們可能不是沒有意願，只是方式跟能力不一樣。

所以，回過頭來說，關於「要不要跟家人分享創作」這一件事情，要先幫自己記得的是每一個人都值得好好說自己、好好被聆聽。同時，他人的聆聽與回應方式，可能都有著他自己背後的成長故事與影響。重要的是如果和家人分享創作的思考，實際上代表的是「想要靠近、懂彼此多一點」的心意，那麼，就先陪那個「想要創造彼此靠近可能」的自己吧！

可以先試著想想看這些問題：「分享創作，我真的很想被懂得的是什麼？如果可以在家裡頭創造怎樣的互動畫面，我會覺得很好、很值得？如果可以，我很想懂家人的什麼？如果可以，我希望這些分享會怎麼發生？」

想著想著，如果有一點心動、有一些畫面在心裡發生的話，就可以繼續來想想看，要怎麼讓這些可能真的有機會來實現囉！

順著心裡的渴望就直接去分享吧，是一種途徑。而如果你和我一樣，是需要多一點心理準備的人，那以下則是陪自己預備的途徑（之一）：

一、人：想跟哪些家人分享？為什麼？對方是個怎麼樣的人、心裡預期

對方會怎麼反應？以前有沒有什麼嘗試著靠近彼此的經驗？

二、事：想分享的部分是什麼？這部分對彼此的重要性是什麼？

三、時：有沒有什麼時間，是雙方都比較有餘裕、可能可以放鬆說話的時候？

四、地：什麼地點會讓彼此都比較能夠專心、放鬆跟自在？

五、悟：依照我對自己和家人的認識，先打怎麼樣的地基可能會有幫忙？

（一）預備時間：先告知並預約時間，讓彼此都有餘裕。

（二）空間預備：選擇適合的場地和氛圍。

（三）心理預備：或許是深呼吸，或許是說一點話。也可能是跟自己說：「不管怎麼樣，我都很勇敢地嘗試了～」

（四）能力預備：

1. 聊聊彼此喜歡的對待、回應方式，以及地雷區是什麼。
2. 試著先讓家人知道：這個過程裡，如果對方怎麼回應，會讓你覺得被支持。同時，也記得問問他們，希望被對待跟回應的方式。
3. 可以先從比較簡單的（講起來不會太刺激的）內容開始分享，一邊觀察自己與對方的準備與接受程度如何。

六、行動吧！（光是有思考以上這些內容，就已經是一種行動囉！如果真的進行了分享與交流，也別忘了謝謝彼此的願意和勇敢。）

無論最後你選擇要不要和家人分享創作，我猜，在這些創作、思考和陪伴自己整理的過程裡，你其實都已經用自己的方式，多懂家人、多懂自己一點了。這是很不簡單的過程呢！謝謝你一路走到這裡。

創作媒材大賞－隨意拼貼

by 小寶

隨意拼貼，可能是在創作的紙上黏貼上另外一張紙，或是 n 次貼，或是紙膠帶。

拼貼可以疊加、撕折，有很多形狀上與角度好玩的變化。

在每次的折、撕之間，可以感受一下手的力度，以及黏貼之後的心情變化。

我喜歡看到各種交疊遮擋錯落，視覺上的角度不同，有時候一些小靈感會從這些細縫中鑽出來。

暖心絮語－慢慢看見與再認

by 小寶

家人樣貌

發現有很多案主，一開始口說形容家人的樣子，跟自己畫出家人的樣子是有差距的。

這個差距也很常成為討論中重要的環節。

在創作中，時常會畫出家人的臉型髮型跟穿著的衣物，而且會搭配「啊，我不太會畫耶，其實畫得不像」等等眾多旁白。

有許多案主跟我說這是他久久以來第一次畫家人，或是完全沒有預期會這樣畫家人，或用繪畫的方式開始接觸自己對家人的感受。

在描繪過程中，時常聽案主邊畫邊說自己跟這位家人的關係，尤其是青少年案主更加容易引發這些腦海故事。

青少女透過這些創作，我發現她們形容關係的親疏遠近以及形容的詞彙會變得更豐富與多元。具體化出來每位家人的外在樣貌，可以連動到內在不同的記憶點、故事面，而這些脈絡都包含著很多個人獨特的觀點與互動模式。

邊畫邊敘說，在引導的過程，有創作也有部分的語言，而這些語言會被案主自己再次聽到；我一直被這個歷程感動與啟發。

也因為這樣更加相信，在創作中可以再次把內在較少被具體化的經驗，一點一滴地用一種很簡單平凡的方式召喚出來，再次與自己相見。

案主在把家人們描繪出來的過程中，也會發現心中可能比較親近的人選，以及這些被描繪出來的人對案主本身的重要性，甚至可以聽到這些人選之間可能有的互動。這個部分就可以幫助我以及協助案主自己，小小的歸納在他身邊的資源與系統連結長什麼樣子。

動物圖鑑

動物、神獸、各種想像中的怪獸，都曾經出現在「家人動物圖鑑篇」，說這篇是一個天馬行空的農場／牧場也不為過，累積許多經驗與觀察之後，也可以說是一個親子傳承或是變形圖庫。

面對家庭動力、家人關係，創作的案主時常在有意識的創作中，發現了未曾意識到的相似。在口語敘說家庭脈絡時，有很多糾纏與生氣，表達自己和父親的差異巨大，覺得自己不被父親理解，同時也不想、不願意去理解父親。但在圖畫創作的過程中，畫自己是一隻恐龍，畫媽媽是一隻獨角獸，畫爸爸是另外一隻恐龍。透過圖畫，辨認出自己與父親非常相似的部分，並在驚訝之餘，慢慢可以再認自己在情緒上的模式、接收挫折的認知、最後行動的方式等，都有複製父親的痕跡。

這個「再認識」對案主很重要。一方面可以好好地看見自己的樣子，甚至慢慢承認與接受自己，也可以辨認自己生氣的原因，還有為什麼這麼討厭與父親溝通。

又因為模式非常相似，通常「卡關」的部分也有極大重合，像是兩隻恐龍的互相對決。

藉由這個再看見與分辨，案主有可能找出新的自我安撫方式，以及新的與父親互動的時間點與方法。

關於家－家人的樣貌

試著，畫出及寫出家人的樣子吧～

如果可以，也把常見的衣著或是身體特徵給描繪出來。

頭髮整齊、會抹髮油
例:
粗黑框眼鏡
眼睛瞇瞇的
笑起來有酒窩
常常會穿
藍色襯衫
稱謂：爸爸

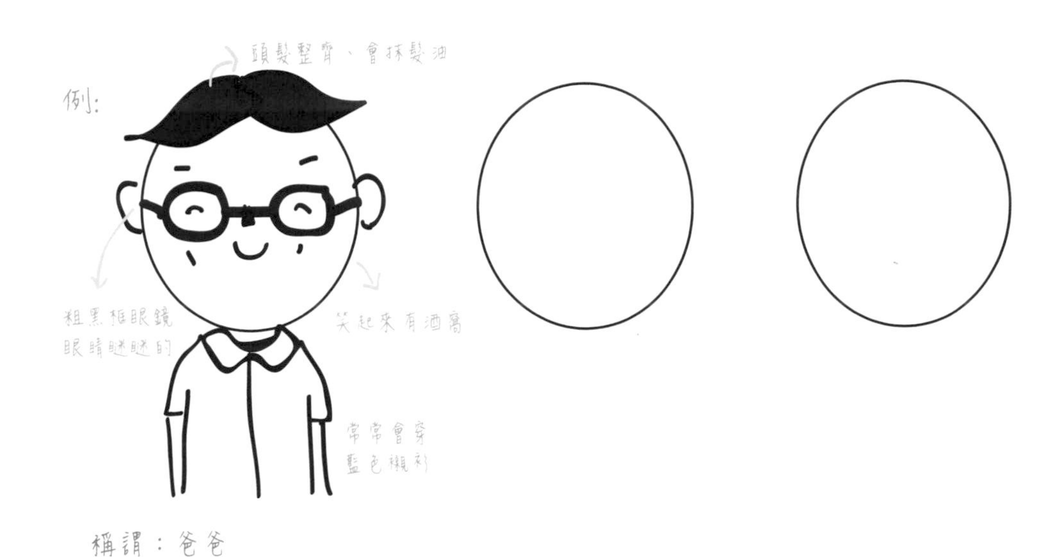

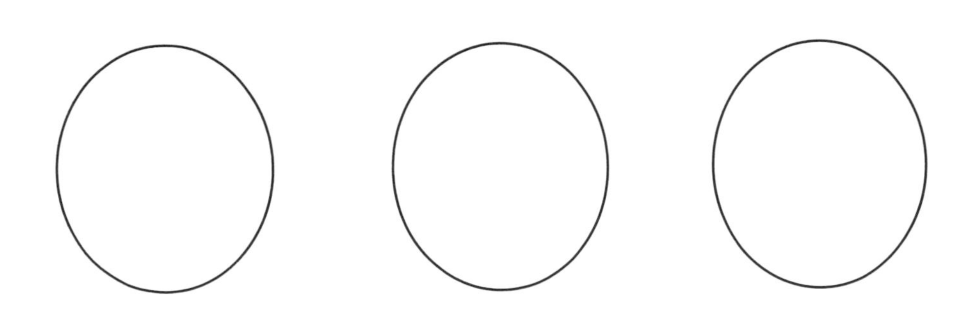

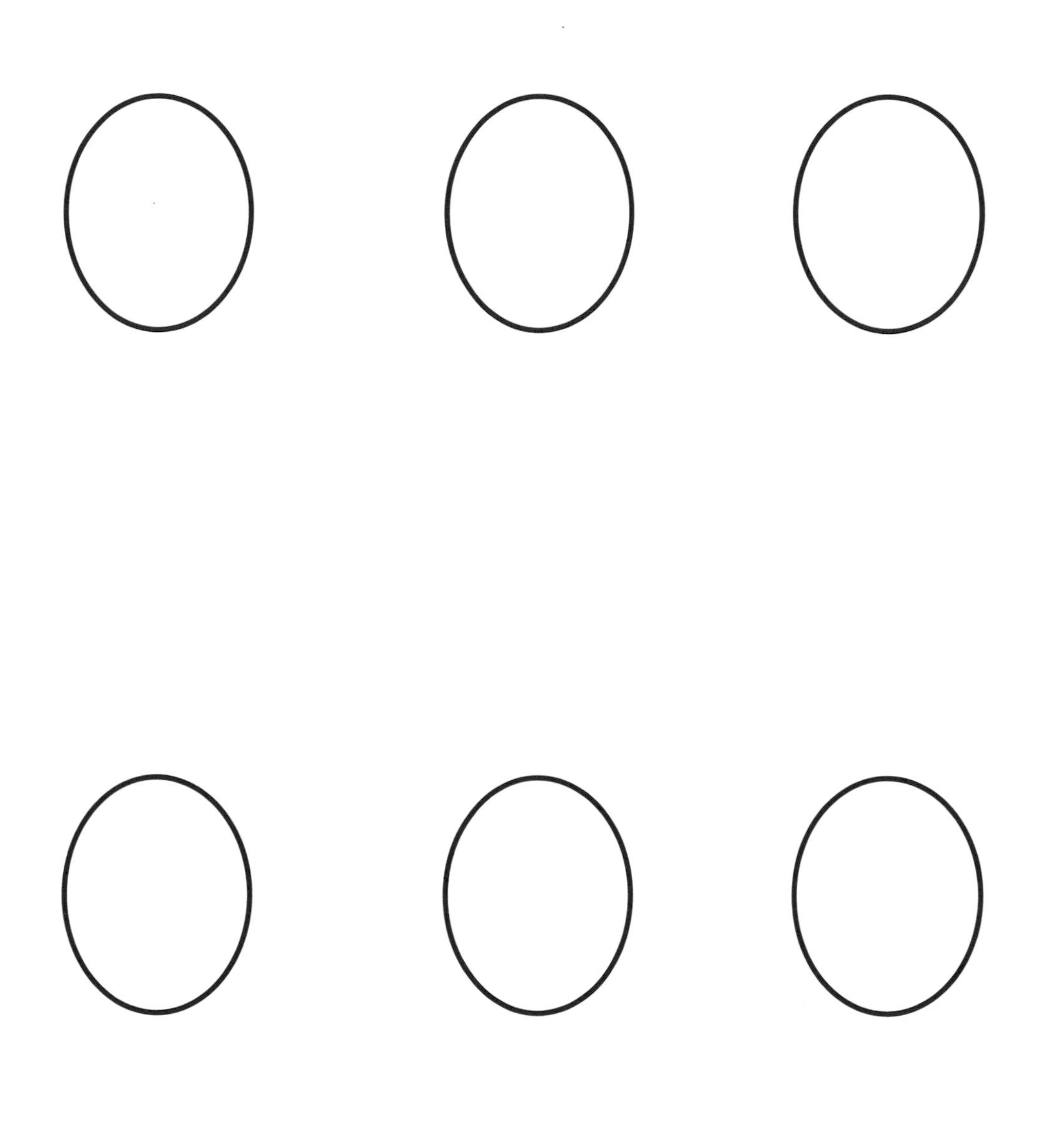

讓自己，好好看一看家人的樣子吧。

關於家－家人的動物圖鑑

如果，你的家人的個性、特質或樣子，很像是某一種動物，

會像是什麼呢？一起來創作，家人的動物圖鑑吧！

親屬稱謂：____________________

動物名稱：____________________

分類／屬性：__________________

動物特性：____________________

____

互動方式：____________________

____

注意事項：____________________

____

親屬稱謂：____________________

動物名稱：____________________

分類／屬性：__________________

動物特性：____________________

____

互動方式：____________________

____

注意事項：____________________

____

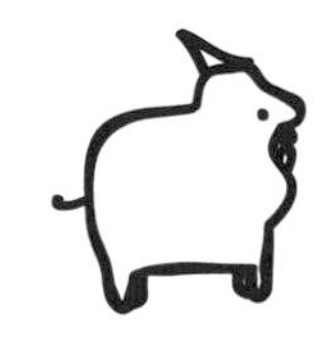

那你呢？自己像是什麼動物？

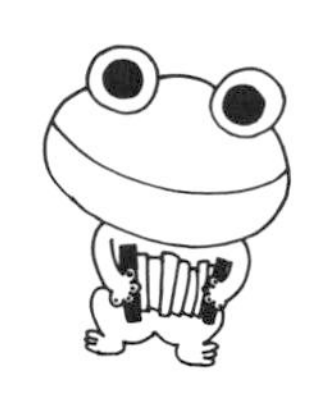

動物們放在一起的時候，激盪出怎麼樣的互動樣子呢？

親屬稱謂：______________

動物名稱：______________

分類／屬性：______________

動物特性：______________

____

互動方式：______________

____

注意事項：______________

____

親屬稱謂：______________

動物名稱：______________

分類／屬性：______________

動物特性：______________

____

互動方式：______________

____

注意事項：______________

____

關於家－星球的距離

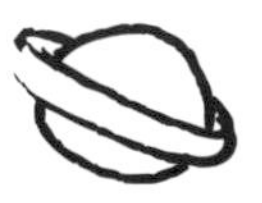

如果每一個人，都是一顆獨特的星球；

你和家人們，在什麼星系中呢？各自的星球長成什麼樣子？

畫出各自的星球吧～

這些星球，如何彼此聯繫呢？

有連結的通道嗎？或是可以移動的交通工具？

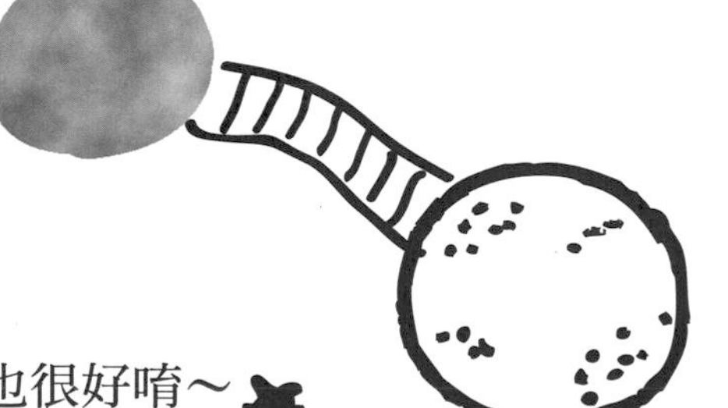

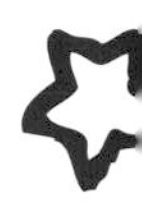

慢慢感覺，

然後畫出星球間的距離與連接吧。

如果沒有連接，或還在建立中，那也很好唷～

關於家－家的味道

在你的家庭或家族裡面，有沒有什麼具代表性的食物呢？

也許是代代相傳的，也許是有特殊意義的、有故事的……

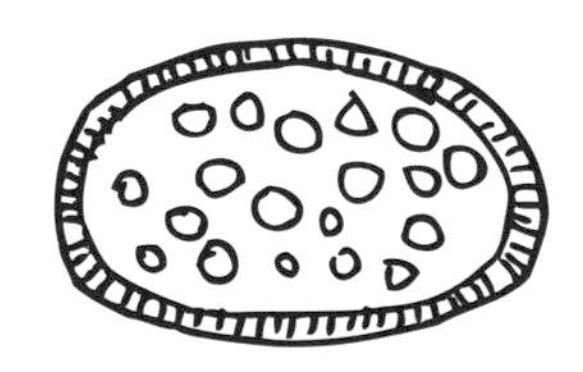

關於家的代表味道，是什麼呢？

有一起製作的經驗嗎？

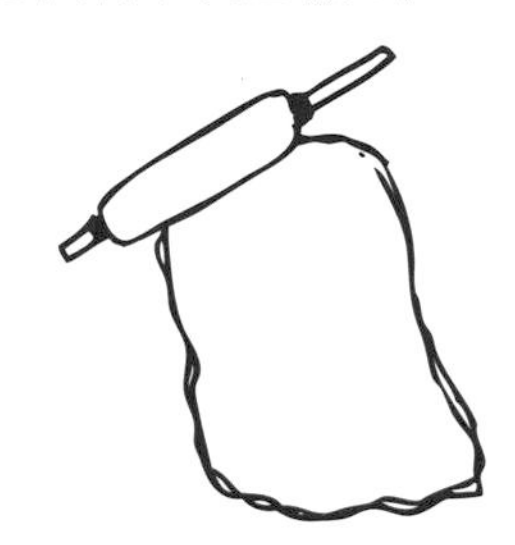

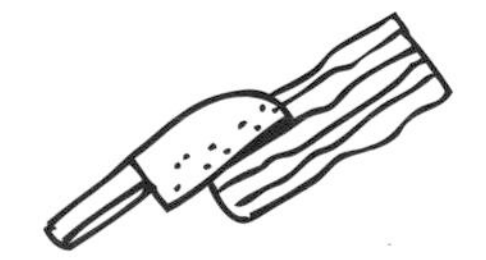

關於家－想記得這些與那些

總有一些，讓人特別眷戀的時光，或是某些一起的畫面。

記下，跟家、家人有關的這些與那些吧。

也許是一起去玩，也許是親子共讀，也許是一起煮菜……

想記得的原因是什麼呢？

對你來說，想記得的這些與那些，

從心裡頭真正想記住的，是什麼呢？

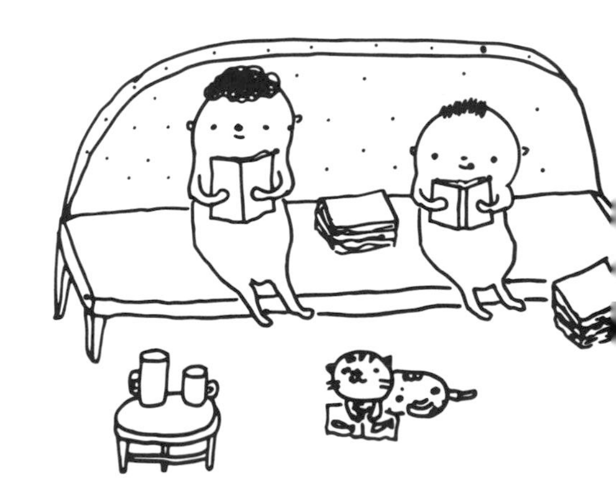

關於家－離家的故事

關於，「離開家」這件事，有什麼樣的故事嗎？

第一次的離開、印象深刻的離開、情緒滿溢的離開……

帶著怎麼樣的心情和自己，走離家門呢？

如果說，離家有兩種類型，

一種是物理上的離家（如：上大學住宿、長大後遷居等），

一種是心理上的離家（如：劃出界線、情感切割等），

試試看，也說說關於心理上離家的故事吧！

關於家－返家的旅程

經歷了「離開家」的故事，後來的你，又是怎麼返家的呢？

帶著怎麼樣的心情、怎麼樣的自己，

花了多少的時間，走這一趟返家的旅程？

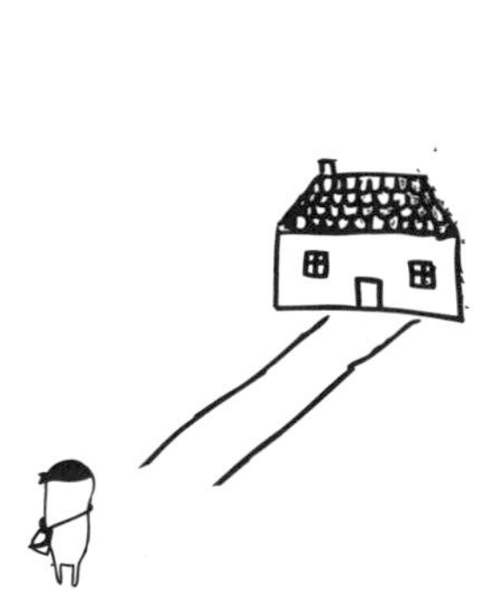

這個家，也許不一定是原生家庭的家或是房子，

可以是跟家人的關係，可以是家鄉，可以是心靈上的居所等等。

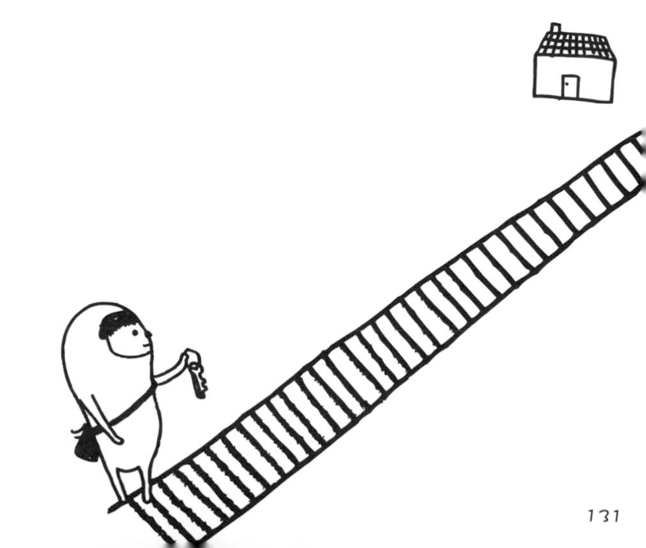

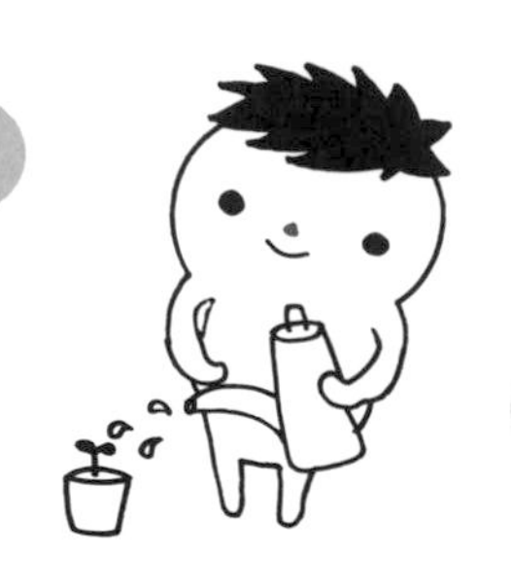

生命交流篇

這一年，你想如何耕耘生命？
為自己的日子，播下哪些種子？

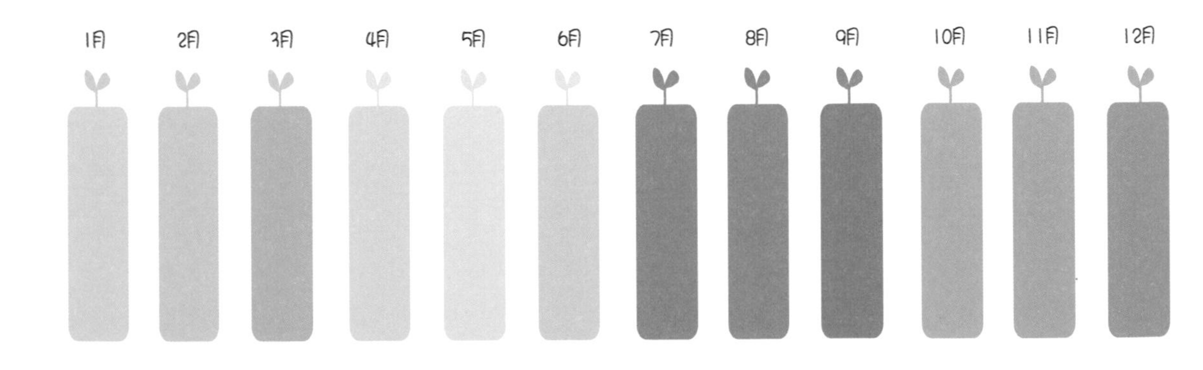

畫畫告訴我的事－謝謝，生命中的美好存在

by Ray

藝術創作，能陪我們深深地投入自己的內在狀態及整理生命經驗；同時，也存在很重要的功能：能夠幫我們記得與表達重要的、想記得的情感和畫面。這些年在諮商工作裡，很深刻地感受到「個體能感覺與其他生命有所連結」這件事情的重要性。有連結，不只讓人覺得不孤單，同時，一個又一個有連結的故事，往往也敘說著人們內在的渴望、對關係的投入及努力，有時甚至讓人能深入地感受到自己存在的意義與價值。

而這些連結的經驗，很多時候並不是理所當然就會發生，可能需要被看見，需要細心地經營和照顧，也可能需要被創造，或是精心的對待等等。如果有機會整理這些經驗，不只能回顧當時的美好，也有益於未來的持續創造。

在畫「生命交流篇」的時候，我常處在一種很觸動的狀態中。因為記起來許多珍貴的、被善待的經驗：在心裡很困難的時候，被摯友理解和照顧到了，就像是在滂沱大雨中，為我撐傘一樣；在我還走得跌跌撞撞、不太相信自己的時候，有人先看見了我的可能，給我肯定與鼓勵，就像一道光，照亮了我的成長。細細回味才發現，原來生命中的各種人事物，是這樣拓展了我的人生滋味與層次。

於是，也很期待能透過以下三個面向的創作：盤點寶庫、保持連結及創造互動，來陪每一個夥伴喚起這些很有連結的時刻，慢慢地回味和品嘗生命交流所帶來的豐富滋味。

盤點寶庫：認真收藏，情感飽滿的美麗

（一）人生有伴 — 經歷大風雨

生命中總會遇到一些像面對狂風暴雨或漫長黑暗時光的時刻。還記得，這些時候，你是怎麼度過的嗎？（要記得喔，你就是自己非常重要

的伴）或是，有沒有誰曾陪伴你經歷這樣的時光？記得這些，然後問一問自己：

1. 對方做了什麼事情或是說了什麼話，讓你印象深刻？
2. 在這個過程裡，讓你感受到的是什麼？心情狀態是？
3. 有沒有什麼時候，你也曾陪別人經歷人生裡的大雨？
4. 如果，對你來說，這個經驗有一些很珍貴的地方，會是什麼？

（二）生命的調味料

如果需要再多一點點的引導，或許可以試試看這樣思考生活中常見的調味料分類，如：不可或缺型（如：鹽巴、糖）、增添風味型（如：辣椒、辛香料）、獨門配方型（如：自家炒的小魚辣椒）等。再問自己：「有沒有哪些人事物就像這些調味料一樣，讓我的生命多了許多滋味？」

1. 多說一點，跟這些滋味有關的故事吧～
2. 如果少了這份味道，人生會不會有什麼改變？
3. 你覺得自己會像是別人生命中的什麼調味料呢？為什麼？

（三）生命影帶 — 播放

時間一直在移動著，我們無法讓他暫停或再來一次。幸好，我們還可以在腦海裡，幫自己整理、回放跟剪輯那些重要的時刻；也透過這樣的方式，有機會再一次去探索 — 在生命裡頭，對我們而言，真的想記得的、在乎的、有份量、有價值、有影響的部分是什麼。

1. 多說一點，和這個畫面有關的故事，像是在看紀錄片一樣的清晰。
2. 感覺看看，在這個畫面中，你有哪些感受和想法？
3. 如果可以，想像這像是一個照片展，請幫這些畫面一一命名。

保持連結：無論如何，ㄋㄧˇ在我心裡

連結的感覺很奇妙喔！除了物理上的靠近可能帶來這樣的感覺之外，光是在心裡想起來，或是可以對他人說一說這個重要他人，也都會帶來一種連結感。

在這一個主題裡，邀請你可以跳脫任何時空限制，邀請任何自己想連結的人事物，好好來到心裡頭跟畫裡面，跟你在一起。

（一）生命中的連結時刻 — 喝茶

其實可以不只是喝茶，如果想配個茶點，或是改成吃熱炒也都可以！問一問自己，如果可以的話，此刻想跟誰一起做些什麼事情？

或許還有很多情感跟回憶，可以一邊喝茶一邊聊聊喔。

1. 對方在你的生命中，是一個怎麼樣的存在呢？
2. 在對方的生命裡，你會是一個怎麼樣的存在？
3. 可以一起喝茶（或做點什麼），對你們有什麼樣的意義？
4. 想邀請這個對象，可能是因為你很想念或渴望怎樣的時光？

（二）生命連結 — 點點光亮

或許可以閉上眼睛，想像看看，生命中曾經有過哪些感覺被光照亮到的時刻？然後，用書寫的、畫的、剪貼的或各種方式來記下來都很好。

1. 可以在心裡謝謝這些光的存在，並且多感覺看看這些光的顏色、溫度、大小範圍、樣子等等。
2. 這些被照亮／照亮他人的經驗，為你的生命帶來怎樣的影響？
3. 希望怎麼幫忙自己記得這些經驗呢？

創造互動：真心實意，值得好好表達

會不會有很多讀者都是心思與感受很細膩，同時又有點害羞於表達的人呢？很多對他人的心意，就這樣放在心裡頭，有時候其實也好想能表達出來？

這一篇，我們來試著整理這些心意，或找到多一點的互動方式，然後再來決定下一步行動。（如：完成後拍照傳給你想讓他知道的對象、邀請朋友一起來創作這一篇並彼此交換等等）

（一）生命中的連結 — 毛小孩

我猜，平常你對毛小孩說的話一定也不少？可能有管教、示愛、寵溺或是滿滿的喵／狗星語（或其他動物語）等。

把這些對話和視角，變成創作吧！問問自己，問問毛小孩：

1. 我們在彼此的生命中，創造了怎麼樣的連結呢？
2. 我們因為彼此的存在，而經驗到了什麼珍貴的學習？
3. 我最想對毛小孩說的話是？那毛小孩會想跟我說什麼？

（二）有話想說 — 感謝

有些時候，每一分感謝，都代表著我們的「有感」：對生活的有感、對他人善意的有感、對環境，或對自己渴望被對待跟支持的方式的有感。

所以，在這一篇，其實也是讓人可以停下腳步來問自己：「生命中，有哪些人、事、物，是讓我很有感覺的？」

進而再去思考：

1. 這些讓我覺得感謝的部分，是因為什麼？我的什麼部分被照顧到了嗎？（如生理需求、心理上的渴望：被了解、被支持、陪伴等等）

2. 平常有機會向對方表達我的感謝嗎？想要表達嗎？希望用什麼樣的方式呢？

3. 在這些覺得感謝的人、事、物裡，有沒有包括「自己」？

（三）生命連結 — 畫手

看起來，這很像是小時候會做的美勞作業。實際上，卻可能帶來很多新的經驗：有多久的時間，沒有好好觸碰或凝視對方的手了呢？

原來摸起來是這樣的觸感、畫起來是這種形狀、指甲和皮膚是長這樣……

這一個主題，是從真實的凝視、觸碰跟描繪開始的，可以依照自己的步調，決定要挑戰到什麼程度：

1. 有畫就很好：其他的相關內容，可以自己回去慢慢寫。

2. 交流也很好：一邊畫，一邊跟對方聊聊彼此想說的真心話。

3. 互相交換好：不只畫對方，也邀請對方描繪自己的手、說說話。

整理這些經驗的過程裡，有沒有讓你喚起許多珍貴的畫面和記憶呢？既是在跟生命中的他人連結，同時，也在跟自己的內在經驗連結。最重要的，希望你除了記得這些生命中的美好存在之外，也能幫自己記得：你是組成這些的一部分、是值得珍惜與感謝的美好存在。

珍視失落：經歷真實與愛的旅程

在「生命交流篇」後面接續「失落旅程篇」，是因為有好多時候，當我們在經歷失落時，可能會知覺到一種很深層的、非常孤單而難以言喻的經驗，像是一個人置身在很深的黑暗裡，同時也在感受著關係的斷裂、生命交流的困難等等。然而，也有很多時候，會發現裡頭也藏著很多深邃的愛和情感，是踏踏實實走在失落旅程裡才會知覺到的。

（一）失落旅程 — 生命中的失落經驗

如果可以，請給自己一個寬裕的時間、安靜的空間和充分的尊重，來記錄、標記這段旅程裡，你在經歷的各種失落經驗。記得喔～用自己的方式和速度就很好；因為，這段旅程裡，好好陪自己才是最重要的事。沒有進度表、也沒有應該和必須，只有真實地，跟自己在一起。

（二）失落旅程 — 情緒停看聽

可以搭配上面失落經驗的時間軸去回顧大部分的情緒，也可以找一個特定的失落經驗來看看這段經驗中有的感受，或是讓自己印象很深（很常出現、很困難、很讓人困惑、很重要……）的感受，慢慢去認識他們，聽聽這些故事。

走這段失落旅程的回顧，可能並不容易。覺得好難受的時候，記得往前翻一點、想一點、感覺一點，你們在彼此的生命裡，曾經怎麼點亮彼此？而你，又會怎麼帶著這些經驗，繼續你的旅程？

創作媒材大賞－油性原子筆

by 小寶

常用的油性原子筆主要是 0.7 與 1.0 的粗筆。

我喜歡線條很輕易就可以帶出來，很順滑的手感。線條很明顯也會讓我容易觀察自己的心情軌跡。細筆有細筆的精緻小心謹慎感，粗筆可以更放開的感覺。

顏色的話，藍色與黑色都很好，有時候會交叉使用看顏色堆疊。

我選的筆桿筆身很輕，容易拿，手握久也沒甚麼負擔感。

油性顏料給人一種確定的感覺，它不會被外部影響，比如不會被水暈開。它只會被自己影響，就是漏水的時刻。

喜歡寫字，也喜歡規律的畫線。來回簡易的直線、畫圈圈，感覺筆觸，保持穩定的接觸。也可以點點點點 ── 油性墨水讓點點也會很有存在感。

暖心絮語－致我生命裡的那個「伴」

by 小寶

致我生命裡的那個「伴」

你的人生有幾次經歷大雨的經驗呢？每個人對於大雨的詮釋都不同，可能是意料之外，可能沒有準備，可能太突然了無法承受，或是無奈承受著但是感覺很冷，即將失溫、動彈不得。

如果在當下有另外一個人可以陪伴著我們，甚至能一起在一把傘下、一片屋簷下，那個時間點上同在，我想是很溫暖的感覺。有人可以一起感覺、一起體驗這個每分每秒、一起度過。

我自己很喜歡這個設計，在畫圖中我畫上自己大哭、無奈、覺得非常挫敗狼狽的表情與姿勢。把雨畫得超大滴、超粗線條，藍灰黑三種顏色交織，想表達很強大而且很厚重、排山倒海而來的衝擊感。而在我身邊的伴侶／朋友，會為我撐住傘。然後我發現自己比較喜歡將人物繪畫成一手抱著我，我也是一手抱著對方，然後我們又各自可以撐著傘。

一邊創作的過程中，也一邊繼續更認識自己。比如我習慣先將自己的情緒表達出來（我先畫自己哭得很慘），然後先辨認現在的現實情境／內在糾結（大雨的顏色以及嚴重程度），接下來是希望伴侶／朋友可以抱著我（喜歡被撫慰的方式），最後是可以一起討論然後面對現實／解決問題（一起撐著傘）。

大致整理在諮商工作中我的觀察：案主們創作的主題，按照發展年齡來看，「大雨」通常是某種節點，比如重要考試失利、升學與就業銜接不上、出國深造有變數、失戀分手，或是最近發生的生活挫折。

先是回想，再來慢慢畫出這個場景，接下來說出這個故事的人事時地物等脈絡的訊息。

具體化故事場景、著色或是畫圖的本身，很能引發各種內在感受與經驗。

然後再慢慢語言化，可以去說給別人聽。或是文字化，寫下來給自己看，可以將自己的內在聲音緩緩顯現，再次被自己聽到，也被心理師聽到。

人生有伴－經歷大雨

總有這樣的時刻，覺得自己好像正處在一場不會停的大雨中……

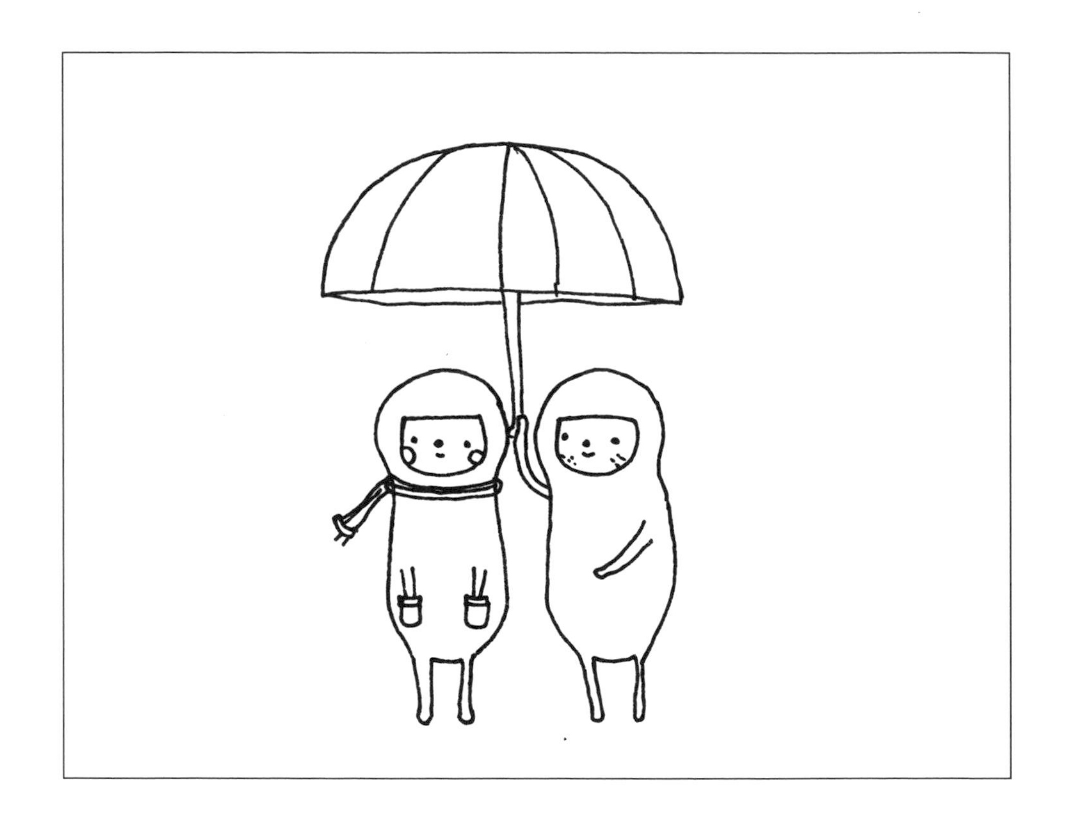

那時候，發生什麼事了？

那是一場怎麼樣的大雨呢？

你在哪裡？

帶著什麼樣的心情？

在你經歷人生大雨滂沱的時候，誰陪著你走一小段路？

也許是幫你撐傘、給你毛巾擦乾、或是為你沖一杯熱可可……

這是怎麼樣的經驗呢？

生命的調味料

不同的調味料，拓展了滋味的豐富，也碰撞出美麗的火花。

鹽巴讓高湯變得鹹香可口，也讓西瓜變得更清甜；

黑胡椒讓豬肉變得辛香刺激，也讓奶茶多了暖心風味。

生命的調味料，亦為人生帶來多采多姿的風味。

想想看，你的生命中，有哪些不可或缺的調味料？

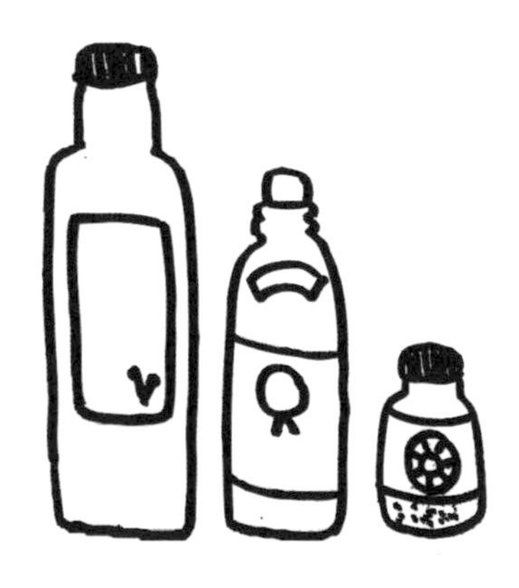

哪一種類型的調味料，出現得最多？

你最喜歡的，是哪一種味道呢？

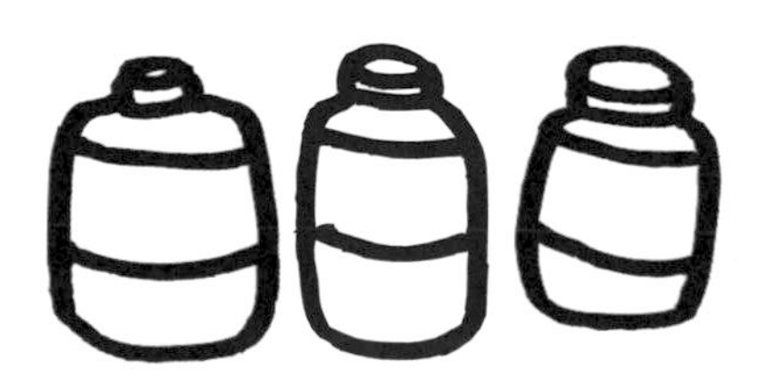

生命影帶－播放

在長長的生命歲月中，或者和誰的互動關係中，

有沒有哪一些畫面，讓你希望能夠

重複播放、暫停、分享，或放大定格的呢？

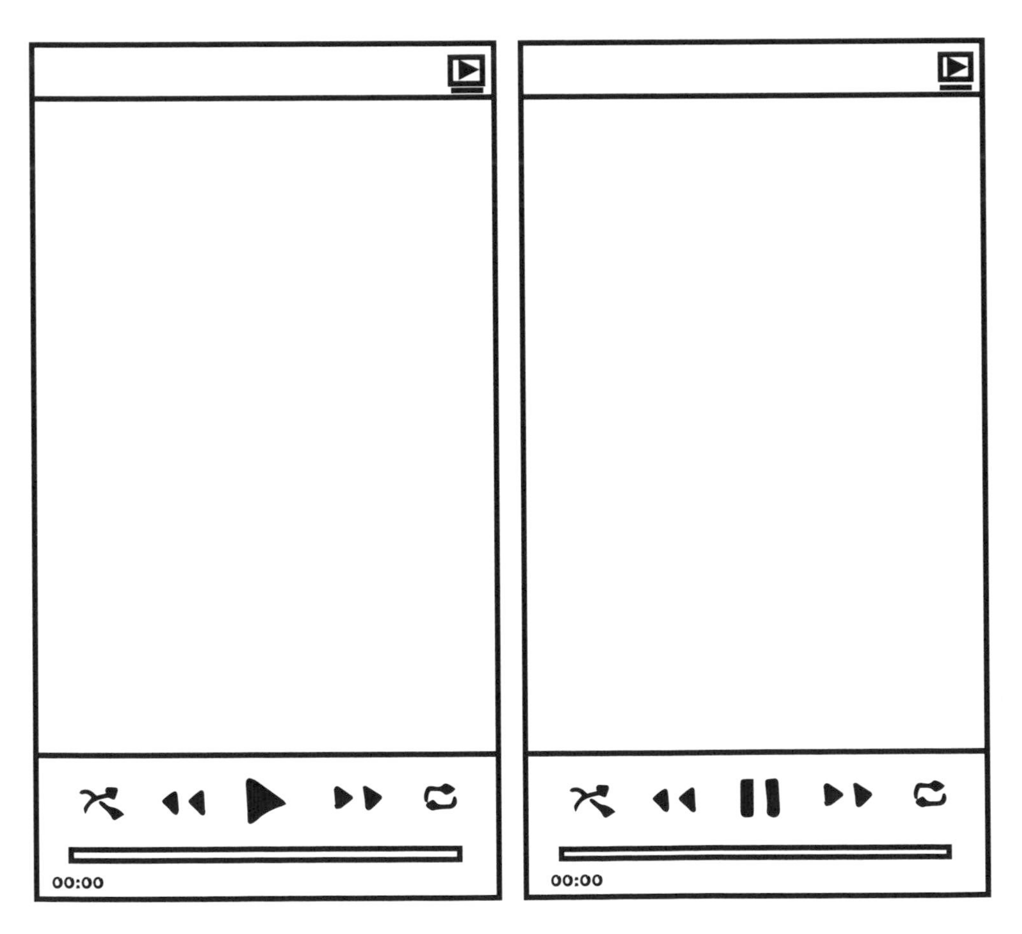

播放／循環播放

暫停

也許，是一次次看了會感動、想笑、想哭的回味；

也許，是太美好、讓人沉醉，或是太沉重，需要喘息的暫停；

或許是，需要分享、下載儲存、刪除、剪輯等後續處理；

也或許，是想要放大、定格、截圖等的重新凝視。

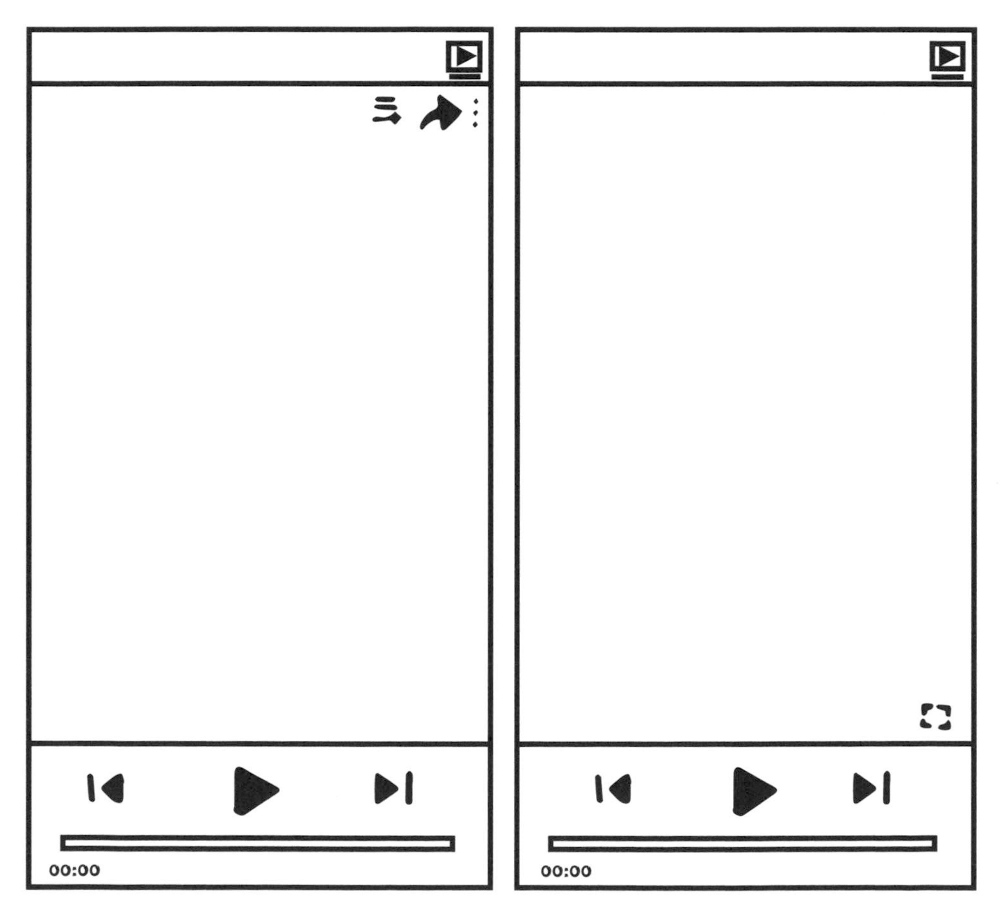

生命中的連結時刻

如果可以，你想約誰一起喝喝茶、說說話？

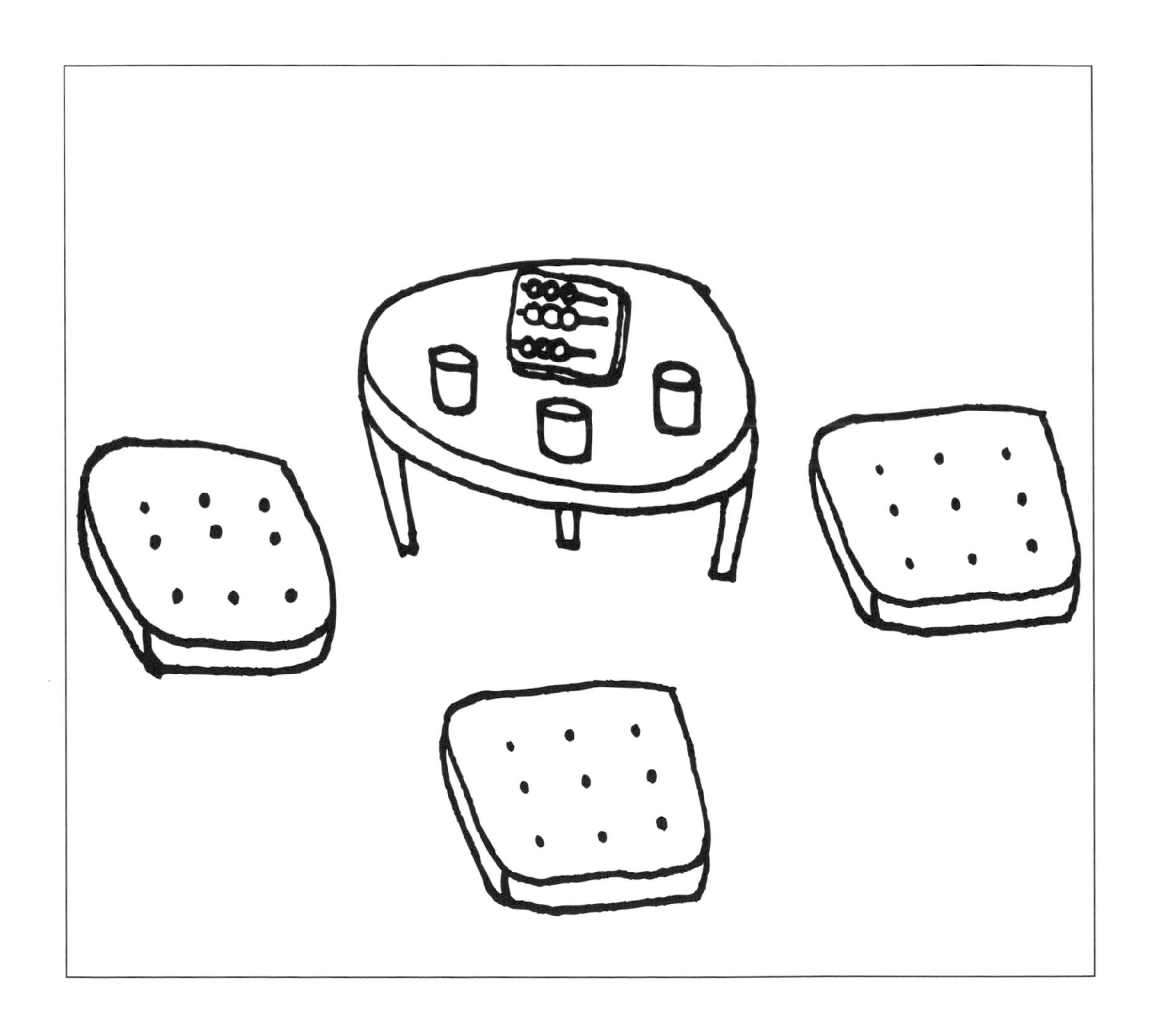

我想跟我阿公坐下來喝茶，
然後聽他年輕的故事。

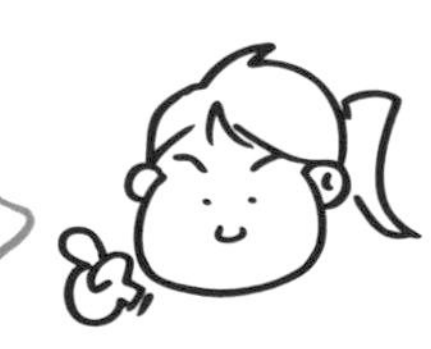

給__________的邀請函

如果可以，你想約誰一起，做些什麼事呢？為什麼？

生命連結一點點光亮

在我們的生命中，可能有很多時刻，

因著他人的愛、關心、了解、在乎或陪伴而感覺有光亮。

誰曾照亮了你的生命呢？那是怎麼樣的光？

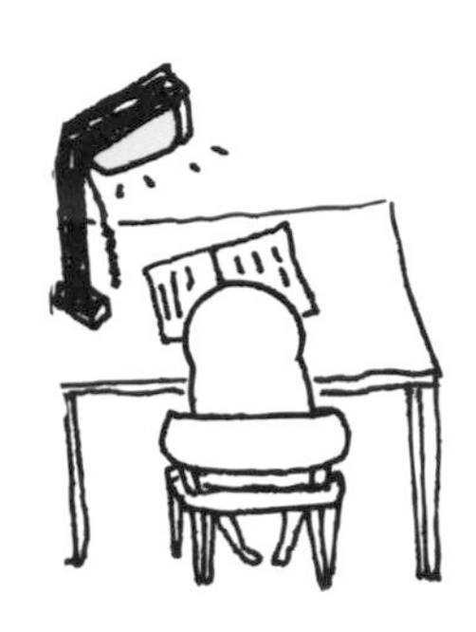

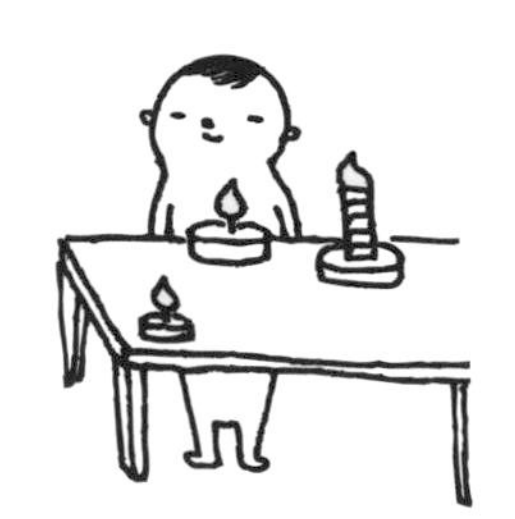

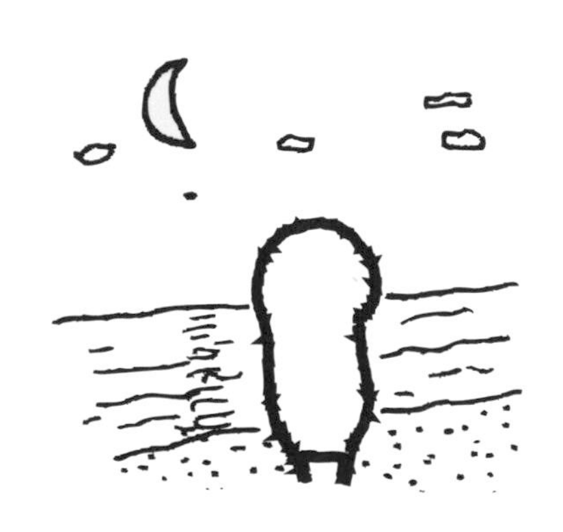

你曾照亮了誰？帶來了怎麼樣的溫暖？

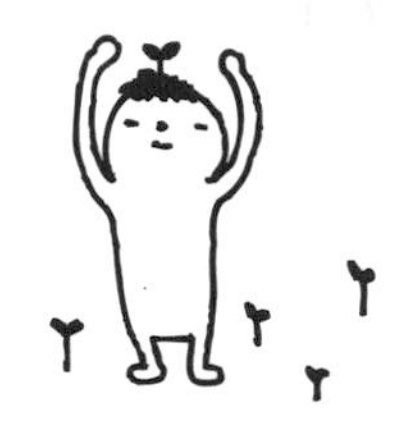

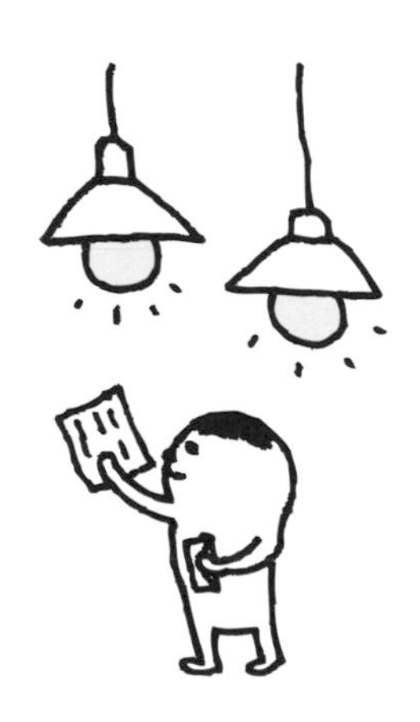

生命中的連結－毛小孩

嘿，親愛的毛小孩～謝謝你跟我在一起。

阿咪／阿喵在跟我說什麼呢？

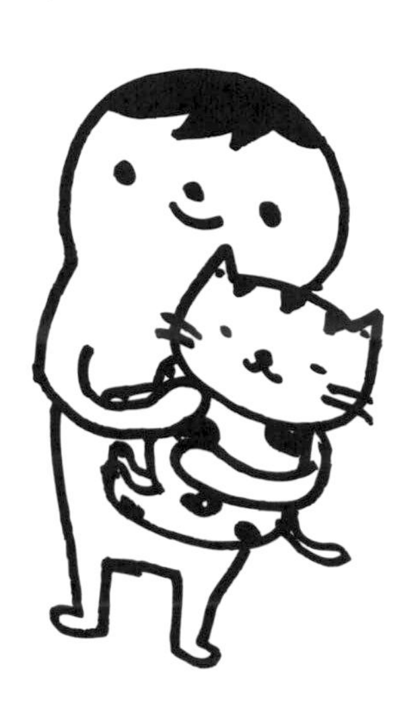

牠在提醒我什麼呢？

牠偷偷碎念我什麼呢？

嘿，親愛的毛小孩～

試著畫下你眼中的毛小孩，和毛小孩眼中的你。

這些日子你們都對彼此說些什麼、做什麼、

創造了什麼樣的故事與回憶？

有話想說－感謝

在現階段的生活／工作／關係中，

有沒有什麼是讓你一直覺得很感謝的？

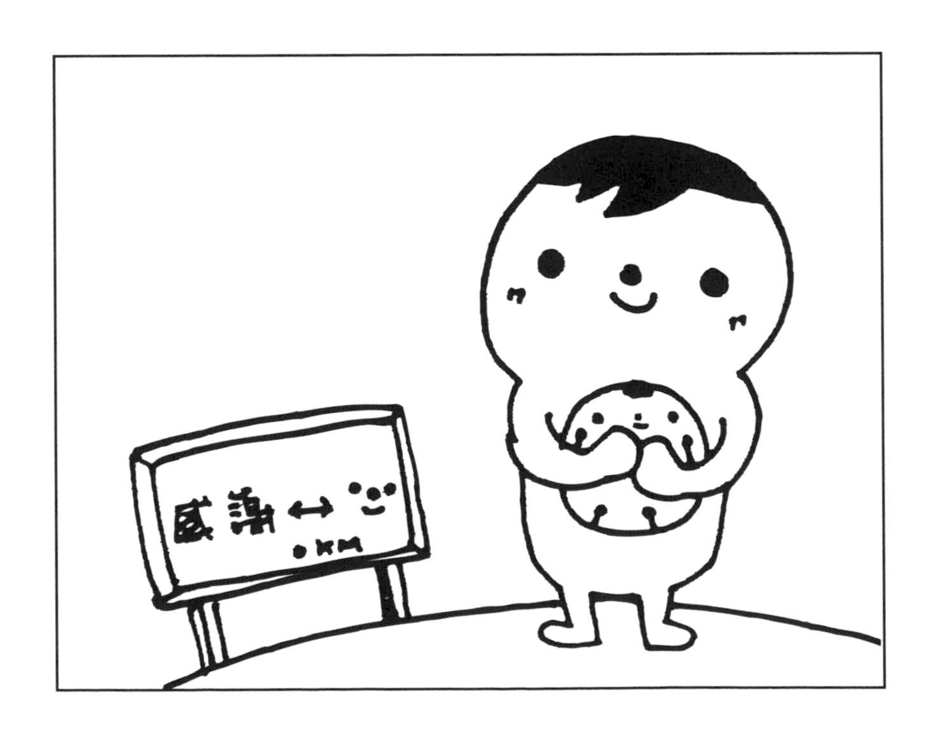

好好說說，這些感謝

生命連結－手的描繪

尋找一位你很想跟他有些連結的人，

選一個可以代表對方的顏色，

在紙上，描繪出他的手吧。

描繪的時候，如果可以的話，也跟對方說說話吧。

說一說他對你的重要，也說一說真心話。

或許，也可以寫下，你們想一起記得的、最重要的小事。

失落旅程－生命中的失落經驗

記得第一次面對他者死亡的時候，你幾歲嗎？

一路走來，可能或遠或近、或親或疏，有一些關於失落的故事。

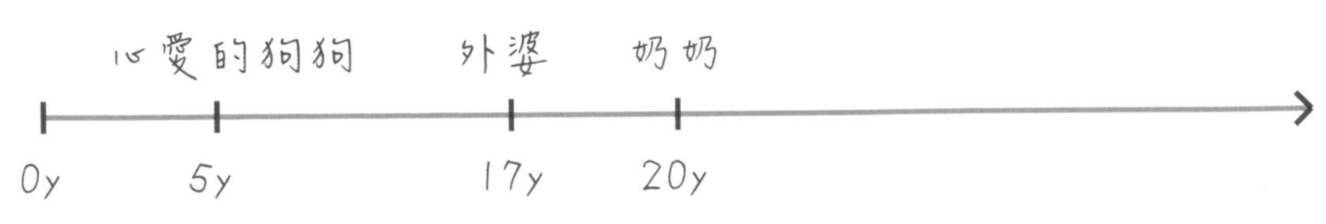

試試看，畫＆寫出自己的失落經驗史。

可以用線段，簡單的標示出你的年齡、對象、事件等；

如果可以，也寫／畫下當時的心情狀態。

你可以用各種方式紀錄，

並停下來凝視，曾走過的失落的經驗。

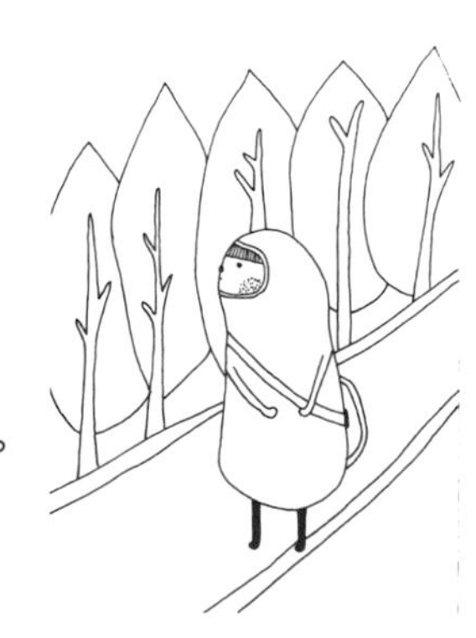

失落旅程－情緒停看聽

經歷重要的人的死亡，你可能也經歷了多場情緒暴風雨吧；

也許是：悲傷、安慰、憤怒、失望、遺憾，或平靜等的感受……

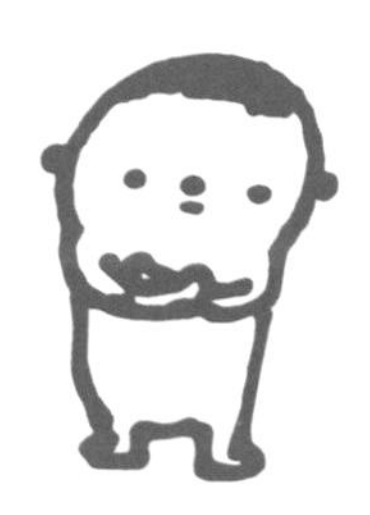

生氣。
對命運、對世界、對別人、
對我自己生氣。
當初，為什麼沒有對你好一點？

幫自己標示你所經驗到的各種感覺吧；

寫實畫也好，用顏色、形狀或是某一種天氣來比喻都好。

這些、那些情緒，可能都很難熬；

但同時，也都很真實又珍貴。

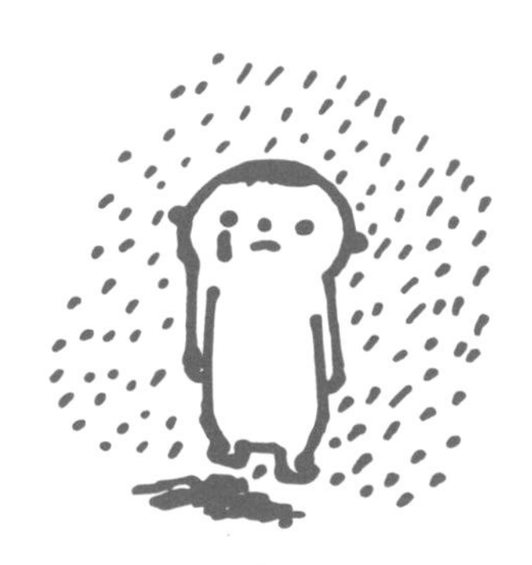

悲傷。
像走在雨不停落的國度裡，
想念也是，一直不停。

如果可以，試著聽聽看，這些感受在對你訴說些什麼吧！

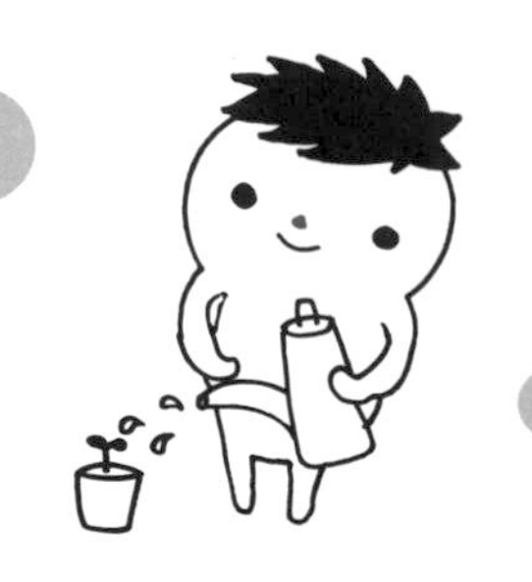

身體 &
尋找樂趣篇

寫下一件感覺快樂的事。

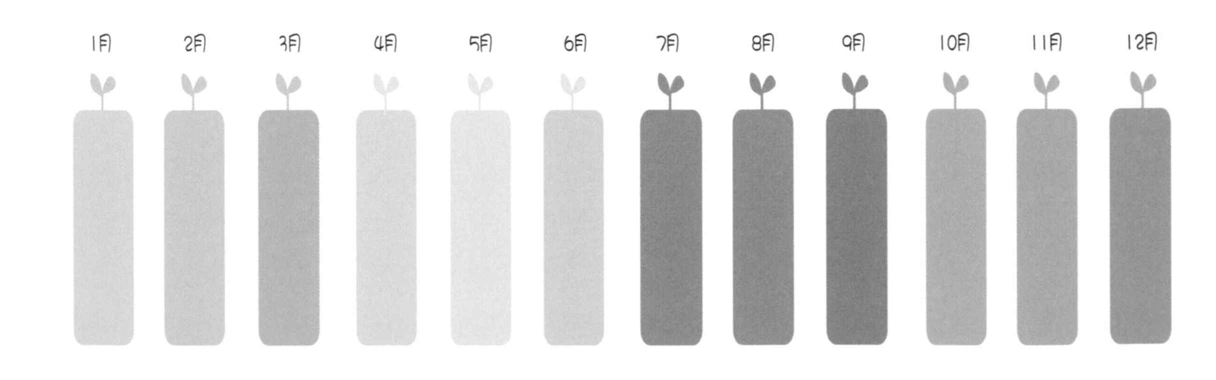

畫畫告訴我的事－於是，記得跟自己在一起

by Ray

有一陣子在上水彩課，老師安排了一系列精采有趣的課程，都和植物有關。

其中一堂課，邀請我們蒐集身邊看得到的葉子，帶去課堂上觀察葉脈、色澤、形狀、紋理等。另一堂課，則帶我們細細觀看樹的枝幹、型態及生長方式後，再描繪出來。

在那段期間，我才忽然發現，自己對於生活中的植物們，從視而不見變成了驚嘆連連 ── 停車時會留意路邊的行道樹、散步時會著迷地凝視大樹的蜿蜒枝幹，就連落葉的色澤變化突然間也變得好看起來！

好像因為打開了這樣的感官經驗，於是，有機會跟植物們建立了一種新的連結。同時，心裡頭對於這樣的連結，充滿驚喜跟喜悅感。這樣的感受，也是在「身體篇」中，我們期待能創造的經驗 ── 凝視自身的可能 ── 是一個人可以靜靜地，用好奇而溫柔的眼光，沒有評價、沒有要求，看進自己的身體裡。

這裡的主題，可以分成三個面向：觀察與凝視的練習、帶著知覺來觸碰與感受身體、敘說和身體有關的故事。

觀察與凝視的練習

（一）身體覺察－凝視自身

還記得上一次慢慢地、細細地凝視自己的樣子，是什麼時候的事情了嗎？這也許不是一件太容易的事情喔！因為我們總是比較容易把注意力放在哪裡需要改變：太黑了、太胖了，或是皺紋變多了……

在這裡，邀請你試著陪自己練習單純地「看見」，像是在看一個從未見過的生物一樣，帶著好奇與專注，深深地看見自己的模樣，再透過

畫筆記錄自己的發現（或許像是耳朵上原來仍有許多小小絨毛、眉毛的形狀像河流一樣）。

1. 找到一面鏡子，在鏡子前閉上眼睛，陪自己深呼吸幾分鐘。
2. 提醒自己：今天，想要好好地看看自己。如果出現任何想評價自己的想法，就對自己說：「好，我知道了。然後，我要繼續好好凝視自己囉。」
3. 試著畫下自己觀察到的部分，從任何一個地方開始都可以。
4. 紀錄觀察自己時的心情，以及心裡頭跑出來的各種想法。可以試著陪自己整理：

（1）我如何看待我自己的外觀。（如：欣賞、接納、不喜歡、批評等）

（2）觀察自己時，有沒有什麼聯想在發生？（如：原來自己跟家人長得很像）

（3）發現這些之後，有什麼新的想法與感受呢？

5. 進階體驗：可以跟想多一點親近的朋友、伴侶或家人一起來試試看，互相凝視、畫下彼此並分享過程間的經驗喔。

帶著知覺來觸碰與感受身體

（一）身體覺察－感受身體

身體，總是安安靜靜地不說話，卻真實地陪我們經驗著生命裡的每一個時刻。試著像是對身體敲門那樣去拜訪他們，「叩叩叩！請問你（肩膀、頭、脖子等等）目前感覺怎麼樣呢？這個感覺像是什麼顏色呢？」聽一聽不同的身體部位，想跟你說些什麼吧！

有機會時，再陪自己想一想：

1. 對於身體各部位的感受覺得熟悉還是陌生呢？為什麼？

2. 這些感受可能源自於什麼？（如：壓力、情緒、生活習慣、環境因素等）
3. 身體有沒有喜歡／希望的對待方式呢？

（二）身體覺察－觸碰身體

像是在跟身體玩遊戲一樣，摸一摸、戳一戳、碰一碰、敲一敲都很好，同時，陪自己玩一玩聯想遊戲，讓觸感可以更具體地被呈現。

如果可以，歡迎試試看閉上眼睛，讓自己可以更專注地去感受身體各部位觸碰起來的感覺喔。

另外，也提供幾個進階一點的小練習：

1. 觀察身體這些部位被觸碰後的反應及感覺如何？
2. 試試看，用不同質感的物體（如柔軟的羽毛、有彈性的樹枝）來觸碰身體 ？

敘說和身體有關的故事

（一）身體覺察－傷痕的凝視

前面運用了感官經驗去凝視身體，在這裡則鼓勵你往更深層的經驗去感覺，試著幫身體說出屬於他的故事。

有時候，當故事可以被看見與敘說時，經驗就有機會轉化成心的體會。說一說你的受傷、照顧過程、凝結成疤的故事吧！我們試著在這裡陪自己：

1. 凝視平常可能較想忽略、改變的部位。
2. 觀看自己對疤痕的想法及感覺，也練習看看有形跟無形的傷痕。
3. 將身體經驗匯聚成能敘說的故事，創造一種療癒或轉化的可能。

謝謝你，願意嘗試踏上這一趟觀察、凝視、覺知與觸碰身體的旅程，並在這些探索過程裡，好好地跟自己在一起。

心在這裡，身體在這裡。只要記得呼喚凝視自己的眼光和開放的感官，就可以一再往返於對自己有感知、有覺察的旅程，並拓展更多的旅行路線喔。

接續著「身體篇」，我們用「尋找樂趣篇」的內容來作為這本書的總結。因為在「身體篇」裡，希望開啟一種身體經驗：對自己有感覺、能跟自己的各部位保持觸碰、連結和玩耍。然後，希望大家有機會帶著這些經驗，回到生活裡、生命中，問問自己：「我的好玩、快樂、有趣在哪裡？我想怎麼創造呢？」

（一）泡泡篇

幾乎每一個孩子，在看到泡泡的時候都會雙眼發光，接著可能想自己試試各種吹法（吹大、吹小、吹多、吹少……），可能會跟著風追逐、戳一戳、捕撈或用各種方式跟泡泡玩耍。一瓶泡泡，有無限的可能和好玩在裡頭。

邀請你，也來找一找、記下來，在平凡生活裡，會有享受和快樂的時候吧。

（二）給自己的療癒籤

抽籤詩、塔羅牌、各種牌卡、書本裡的金句……這一些，是否都是你曾試過支持自己的方式呢？如果要幫自己客製化一份籤詩（或是牌卡），那些內容會被你收錄其中？這些內容，會怎麼支持到你呢？

如果可以，請繼續在畫畫裡、在生活裡、在你的生命旅程中，尋找樂趣、創造你想要的各種可能吧。畢竟，好玩是一切的起點～歡迎一起來玩！

創作媒材大賞－炭筆

by 小寶

炭筆，直接握到筆身，真實觸感與赤裸感。

特色是它質地細緻，色澤濃黑。

隨意帶出的線條與色塊都有獨特的觸感，以及綿密感。加上可以直接拿整支／整段炭筆平塗紙面，大面、大塊的不規則與意外的感覺就全都跑出來。

有時候是某種任性／任意，一直專注於把顏色塗深，享受濃郁的黑粉。

深色、堅定、柔美的調子也是炭筆有的諸多可能性。

容易上色，也可以用手延伸塗抹、疊加，也很容易擦拭。

雖然也許會有畫面容易髒掉的顧忌，但每次留下痕跡，都是種可愛的、意外的有趣。

暖心絮語－慢慢看見與再認

by 小寶

凝視自己

照鏡子看著自己作畫，或者是手機自拍作畫都可以。

有些案主依舊會表達覺得不習慣跟害羞，看自己也不是那麼容易的一件事，而且是近距離的觀察自己，從臉部開始，輪廓、五官、皮膚狀態、表情、姿勢一點一點展現。有時候我會鼓勵案主可以從深呼吸開始，再慢慢地去看自己。

當案主在剛下筆時覺得擔心或是挫折是很常見的，我都會在旁邊說：「慢慢來，不需要畫得很像，或是很逼真，主要是讓自己下筆去感覺。畫出來是抽象的或是誇飾法自然變形的也都很棒。」

通常案主在陪伴與引導之下都可以進入自己的塗鴉，變得比之前更加放鬆與自由。

感受你的身體

這是很好用的身體掃描工具！時常在帶紓壓團體時使用。

把全身當作地圖一般來探索，通常從自己最熟悉也是困擾最多的身體部位開始著手。這方法時常使用在老師們的紓壓團體，發現肩頸痠痛、頭痛喉嚨痛是家常便飯。也可以紀錄最近一兩周的特定身體痛感或是身體變化，比如昨天剛得感冒、不小心走路跌倒造成新的傷口傷痕，或是急性的胃痛或是腸躁等等。除了歷史上維持較久的身體狀態疼痛，還可以有最近時間的指認、辨認。這個好處是讓自己更有意識地回觀生活中可能的細節、與人或環境的互動中可能發生了什麼事、自己對待身體的態度與行為模式等等。

觸摸的課題

我滿喜歡觸摸自己的身體。最容易大片觸摸的時刻就是每天洗澡時。我會透過觸摸皮膚好好跟我的身體講話，或是感受我的身體正在發生什麼事情。

最常觀察到自己的雀斑、鼻頭粉刺、皮膚乾燥的脫皮狀態、莫名其妙的身體某個奇怪部位的細小傷痕或是烏青、還有各種毛髮生長的變化：變白、變粗、變長 —— 因為皮膚占有最大的面積所以最常注意到也最容易對話。

另外一些時刻，大概就是跟我的心臟還有胃部說話。藉由觸摸也會感受到心臟的速度，這個時候我就會更有意識地慢慢呼吸，藉由深呼吸來緩和，無論是心臟的跳動或是整體腸胃感受都會舒緩下來。

其實我想過把這些跟身體講話的部分錄音下來自己再聽一次，但是實在是太害羞了所以作罷。取而代之的是在紙上把這些都畫出來。可以再次感覺鼻頭粉刺被我好好地塗黑，然後在鼻子上的比例，也可以感覺毛髮顏色對於我的意義 —— 我還在想是怎樣的腦部勞動，啟動了毛髮的白化過程，為什麼我的一根頭髮時常一半白一半黑？

畫出來的過程也讓我放大了對這些身體變化的感覺，也讓我去想想時間、老化的感覺。

無論是對話的紀錄，或是畫畫的紀錄，都是我們跟身體在一起最好的日記啦！

身體覺察－凝視自身

如果可以，讓自己安靜下來，

好好地、專注地，凝視自己的樣子幾分鐘。

並記錄你所看到的樣貌。

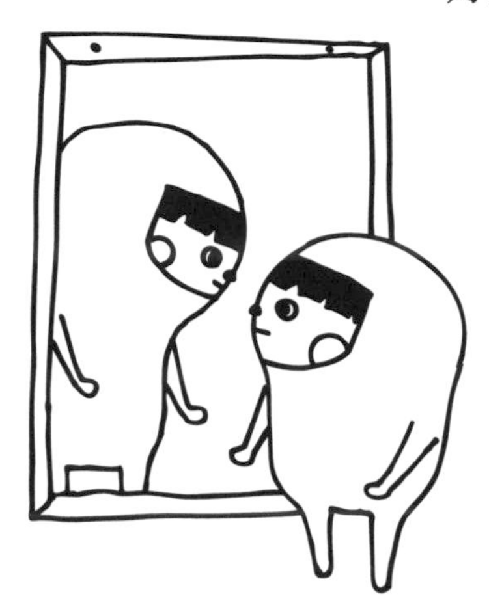

可以先從五官開始，再慢慢拓展到全身。

也可以先從常使用的身體部位開始，再去看細緻的身體組織。

你常這樣，好好地凝視自己嗎？

凝視自己的時候，是什麼樣的心情呢？

身體覺察－感受身體

給自己三個深呼吸，在吸氣和吐氣間，感受身體的各個部位。

頭部、頸部、背部、手部、腹部、臀部……

試著用顏色／筆觸／形狀等各種方式，標出這些部位的感受。

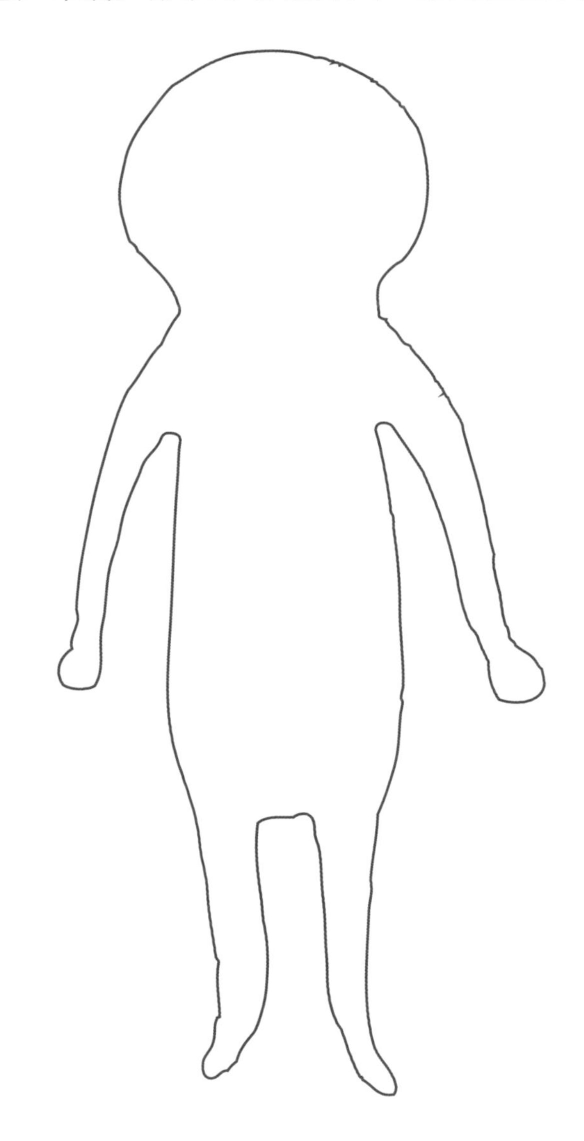

（正面）

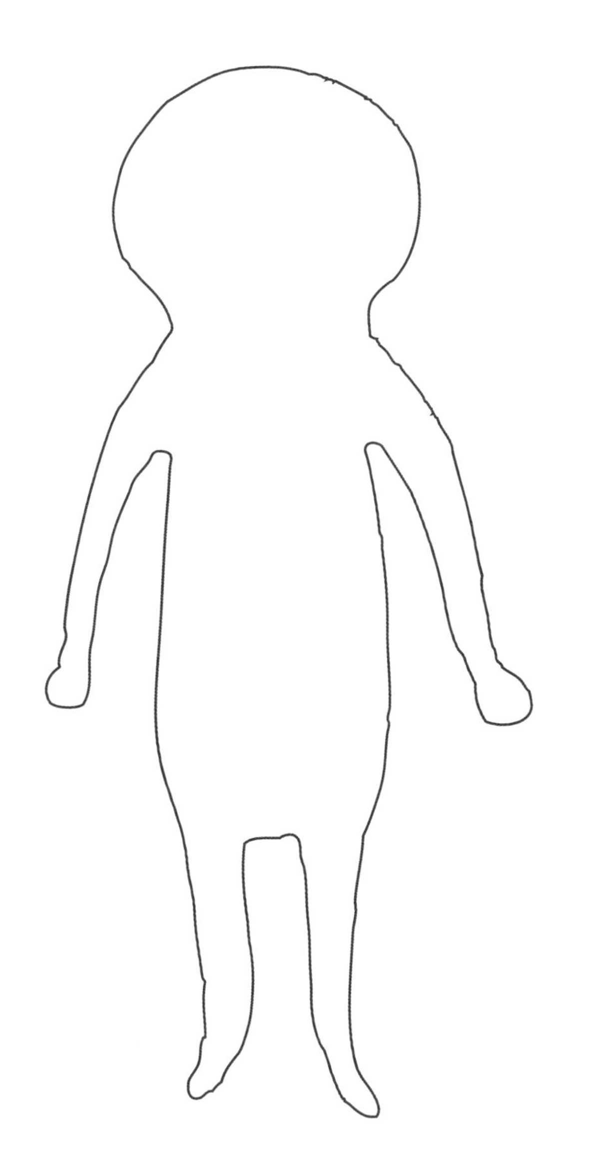

（背面）

身體覺察－觸碰身體

伸出雙手，試著觸碰自己身體的各個部位，

輕輕地，碰一碰、拉一拉、壓一壓、戳一戳……

如果摸起來像自然界的某一種東西，你覺得像什麼呢？

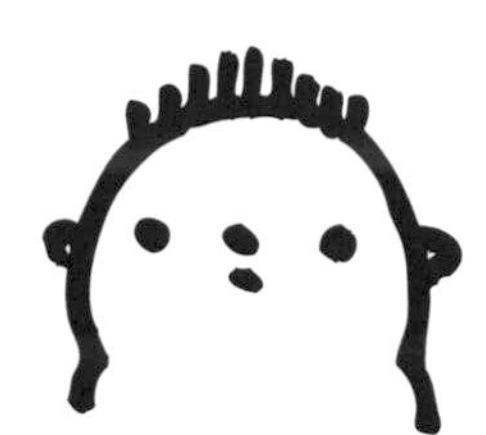

頭髮摸起來的感覺__________的，

就像是__________________。

手指甲摸起來的感覺__________的，

就像是__________________。

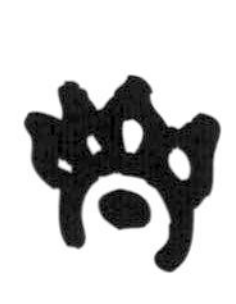

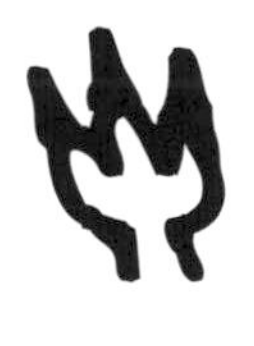

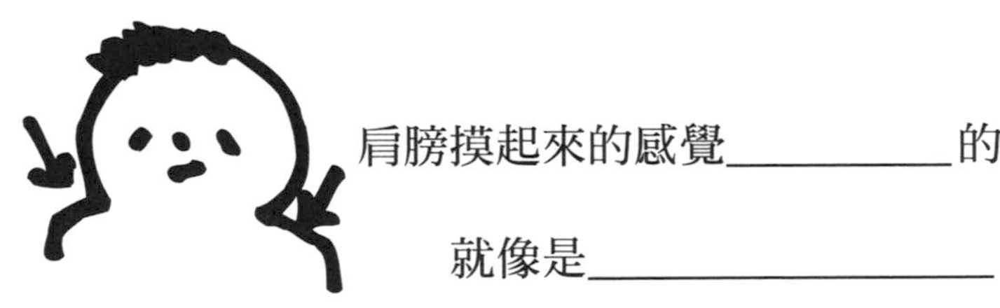

肩膀摸起來的感覺__________的，

就像是__________________。

胸口摸起來的感覺__________的，

就像是__________________。

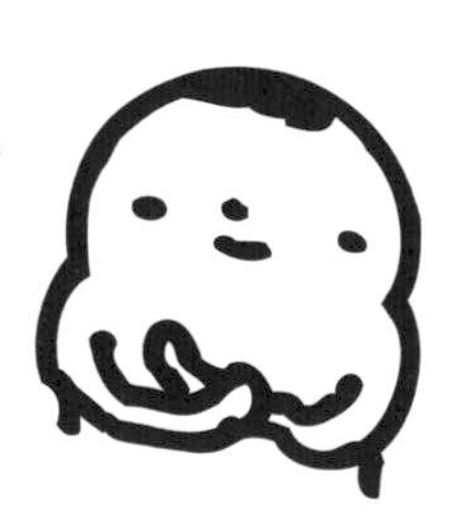

__________摸起來的感覺__________的，

就像是__________________。

__________摸起來的感覺__________的，

就像是__________________。

__________摸起來的感覺__________的，

就像是__________________。

__________摸起來的感覺__________的，

就像是__________________。

__________摸起來的感覺__________的，

就像是__________________。

身體覺察－傷痕的凝視

在你的身上，有沒有什麼傷痕／疤痕呢？

試著凝視他，並畫下來。

說說關於這個痕跡的故事。

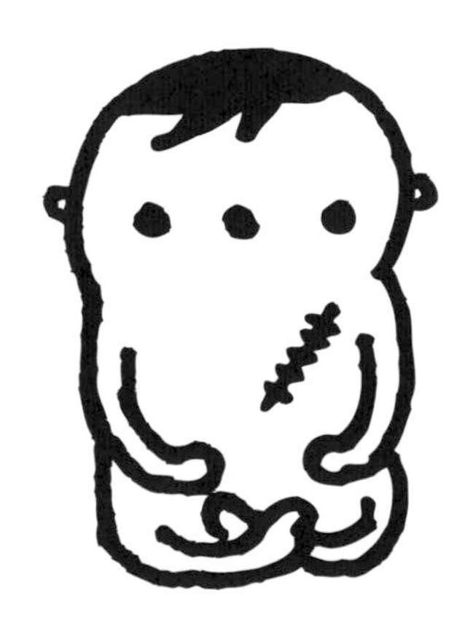

這個傷痕的形狀，看起來像什麼？

希望如實留存，或有些轉變？

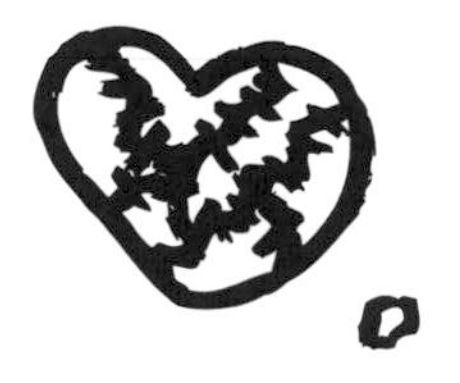

心的傷痕呢？

曾經歷轉化傷痕的過程嗎？

尋找樂趣－泡泡

還記得小時候，鼓足了氣～吹泡泡，

看著陽光下七彩繽紛的泡泡，那種純粹又簡單的快樂嗎？

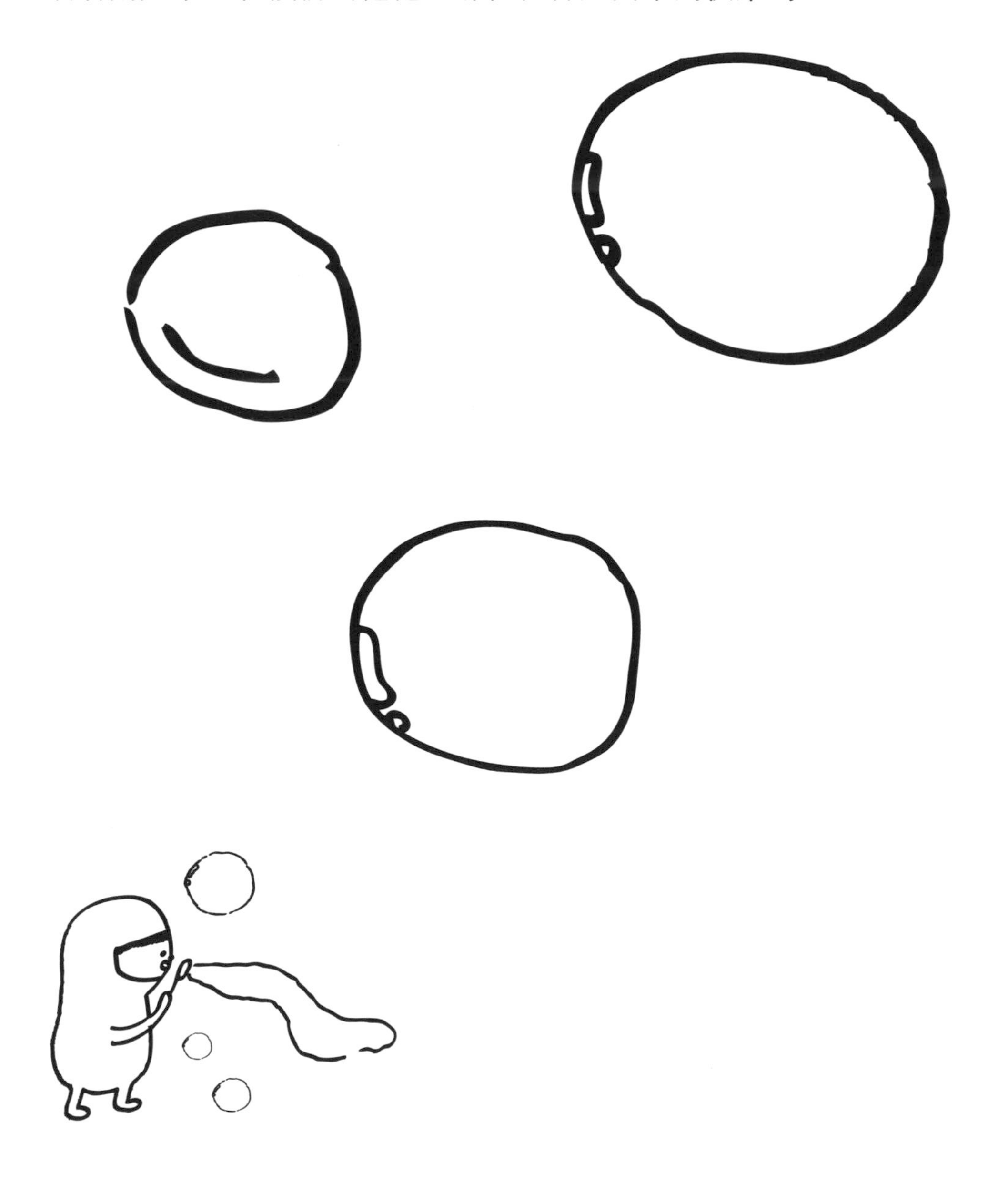

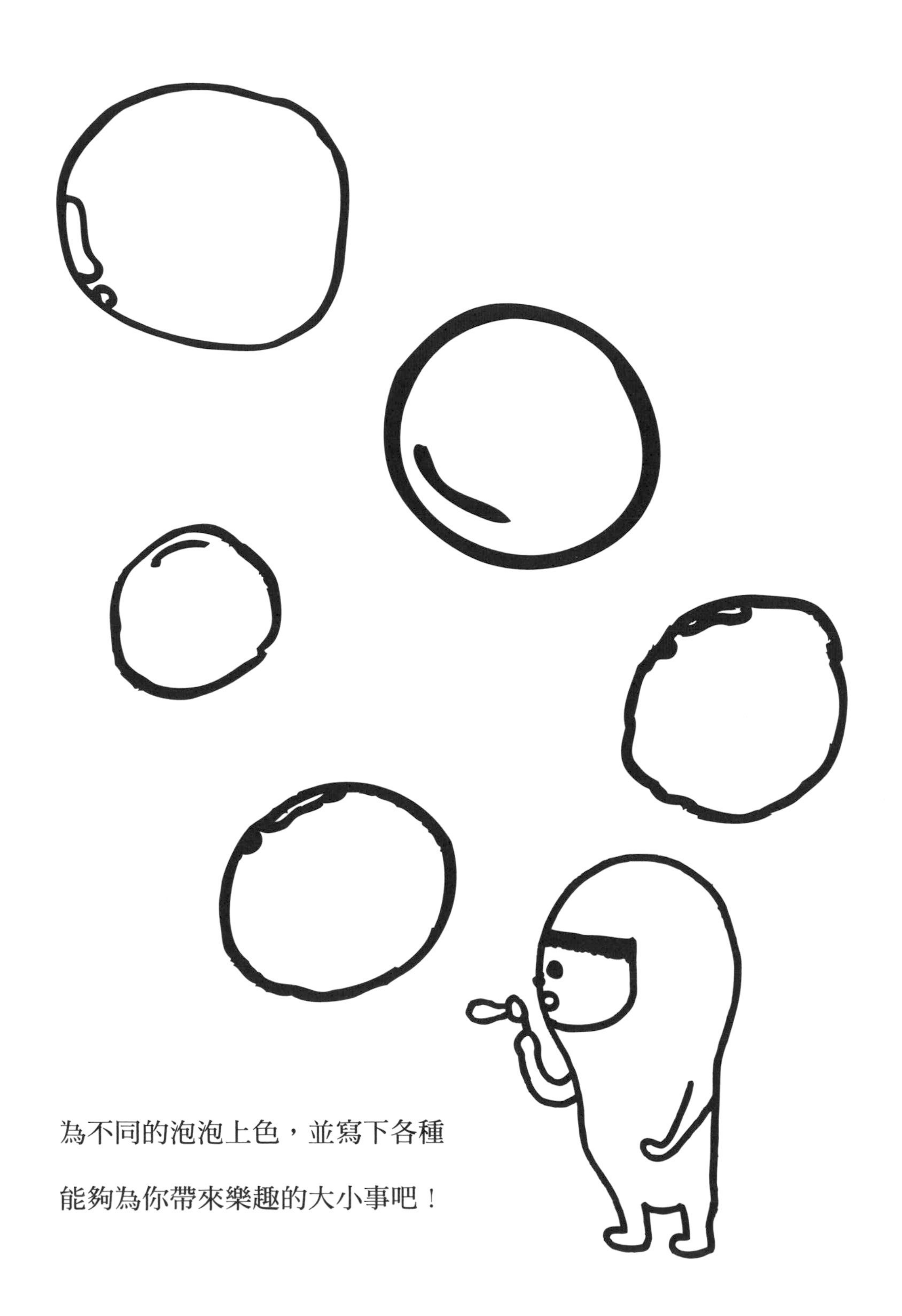

為不同的泡泡上色，並寫下各種

能夠為你帶來樂趣的大小事吧！

尋找樂趣－給自己的療癒籤

你有煩惱、疑惑時，是否會尋求一些外在的指引呢？

可能是問別人、求籤、抽牌卡，或塔羅牌等等。

這一次，來幫自己，做一些屬於自己的療癒籤吧～

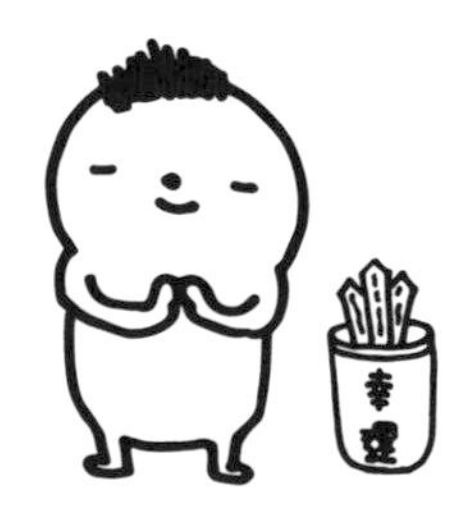

專屬於你的客製化療癒籤，有很多可能。

也許是一些話語、顏色形狀，或是行動指引……

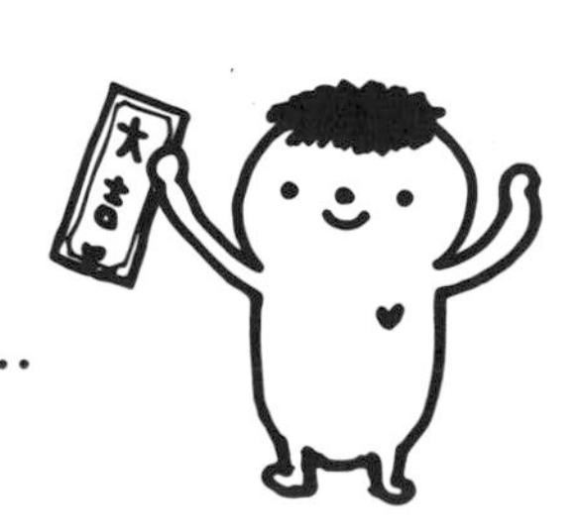

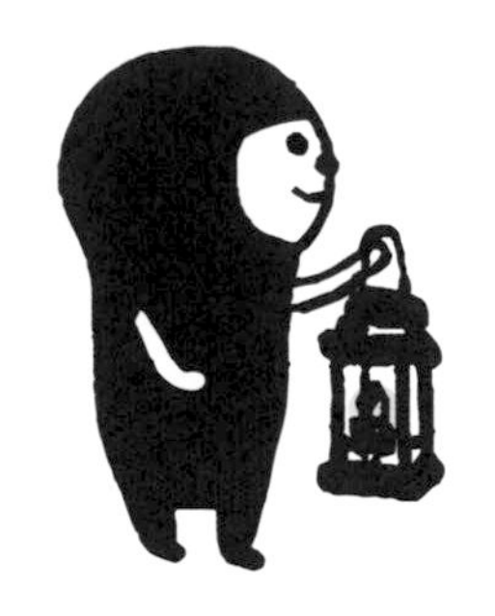

一步一步走到這裡，

在最後的兩頁的你，現在有什麼感受呢？

請翻翻之前的頁數，

欣賞一下你的塗鴉、創作、文字。

感覺一下顏色，感覺一下力道，

無論完成了多少，

或是完成 ing 進行式，

或是潦草隨意，或是謹慎細緻，

走到這裡請好好抱自己一下，

感謝自己。

可以給自己好多愛心，

畫上喜歡吃的東西犒賞自己，

或是貼上自己喜歡的貼紙，

什麼都好。

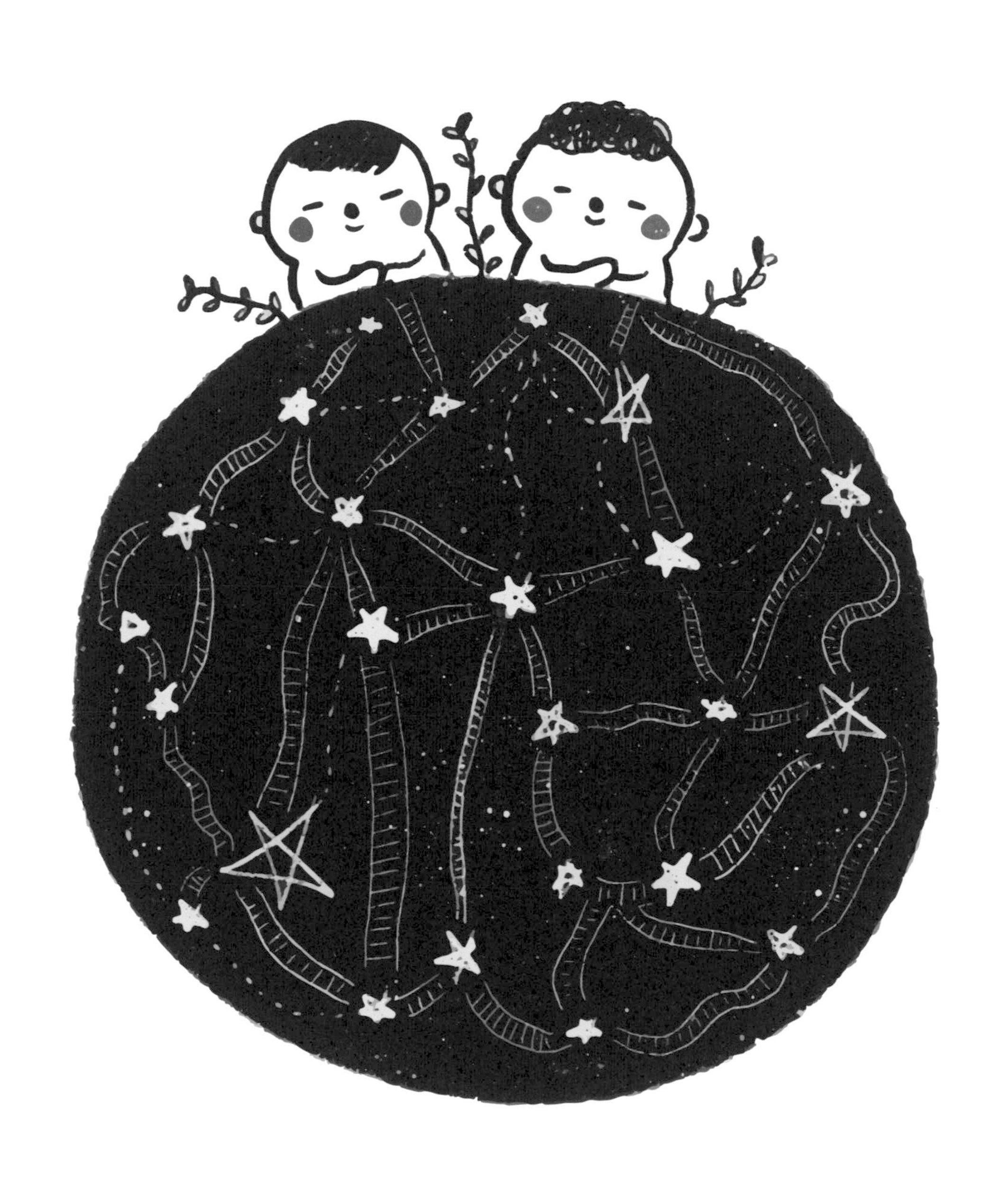

謝謝你，跟自己，一起走到了現在。

藝療 365
一筆一畫都是療癒的練習

作者（圖／文）：葉冠伶、張瑞槿

總編輯：廖之韻
創意總監：劉定綱
執行編輯：錢怡廷
美術設計：Harper

出版：奇異果文創事業有限公司
地址：台北市大安區羅斯福路三段 193 號 7 樓
電話：（02）23684068
傳真：（02）23685303
網址： https://www.facebook.com/kiwifruitstudio
電子信箱：yun2305@ms61.hinet.net

總經銷：紅螞蟻圖書有限公司
地址：台北市內湖區舊宗路二段 121 巷 19 號
電話：（02）27953656
傳真：（02）27954100
網址：http://www.e-redant.com

初版：2024 年 2 月 20 日
ISBN：978-626-98076-5-9
定價：新台幣 480 元

國家圖書館出版品預行編目（CIP）資料

藝療 365：一筆一畫都是療癒的練習 / 葉冠伶，張瑞槿著 . -- 初版 . -- 臺北市：奇異果文創事業有限公司，2024.02
面；　公分
ISBN 978-626-98076-5-9(平裝)

1.CST: 藝術治療

418.986　　　113000499